Birkmayer / Danielczyk   Die Parkinson-Krankheit

Univ.-Prof. Dr. Dr. h. c. mult. Walther Birkmayer
Univ.-Prof. Med.-Rat Dr. Walter Danielczyk

Die Parkinson-Krankheit

Ursachen, Symptome, Behandlung
Mit Ratschlägen zur Lebensführung
und Pflege
Bewegungstherapie

≡ TRIAS THIEME HIPPOKRATES ENKE

Anschrift der Autoren:
Prof. Dr. Dr. h. c. mult.
Walther Birkmayer
Schwarzspanierstraße 15
A-1090 Wien

Prof. Dr. Walter Danielczyk
Weissenthurmgasse 28
A-1130 Wien

Umschlaggestaltung und Konzeption
der Typographie:
B. und H. P. Willberg, Eppstein/Ts.

Text- und Umschlagzeichnung:
Friedrich Hartmann, Nagold

*CIP-Titelaufnahme
der Deutschen Bibliothek*

Birkmayer, Walther:
Die Parkinson-Krankheit: Ursachen
– Symptome – Behandlung / Walther
Birkmayer; Walter Danielczyk. – 6.,
überarb. Neuaufl. – Stuttgart: TRIAS
– Thieme Hippokrates Enke, 1993
NE: Danielczyk, Walter:

© 1981, 1993 Georg Thieme Verlag,
Rüdigerstraße 14,
D-70469 Stuttgart
Printed in Norway
Satz: Gulde-Druck GmbH, Tübingen,
gesetzt auf LTC 300
Druck: Rotanor A/S, Norwegen

ISBN 3-89373-237-3   1 2 3 4 5 6

Wichtiger Hinweis: Medizin als Wissenschaft ist ständig im Fluß. Forschung und klinische Erfahrung erweitern unsere Kenntnisse, insbesondere was Behandlung und medikamentöse Therapie anbelangt. Soweit in diesem Werk eine Dosierung oder eine Applikation erwähnt wird, darf der Leser zwar darauf vertrauen, daß Autoren, Herausgeber und Verlag größte Mühe darauf verwandt haben, daß diese Angabe genau dem **Wissensstand bei Fertigstellung des Werkes** entspricht. Dennoch ist jeder Benutzer aufgefordert, die Beipackzettel der verwendeten Präparate zu prüfen, um in eigener Verantwortung festzustellen, ob die dort gegebene Empfehlung für Dosierungen oder die Beachtung von Kontraindikationen gegenüber der Angabe in diesem Buch abweicht. Das gilt besonders bei selten verwendeten oder neu auf den Markt gebrachten Präparaten und bei denjenigen, die vom Bundesgesundheitsamt (BGA) in ihrer Anwendbarkeit eingeschränkt worden sind. Benutzer außerhalb der Bundesrepublik Deutschland müssen sich nach den Vorschriften der für sie zuständigen Behörde richten.

Geschützte Warennamen (Warenzeichen) werden *nicht* besonders kenntlich gemacht. Aus dem Fehlen eines solchen Hinweises kann also nicht geschlossen werden, daß es sich um einen freien Warennamen handele. Das Werk, einschließlich aller seiner Teile, ist urheberrechtlich geschützt. Jede Verwertung außerhalb der engen Grenzen des Urheberrechtsgesetzes ist ohne Zustimmung des Verlages unzulässig und strafbar. Das gilt insbesondere für Vervielfältigungen, Übersetzungen, Mikroverfilmungen und die Einspeicherung und Verarbeitung in elektronischen Systemen.

Inhaltsverzeichnis

Zu diesem Buch 7

Einleitung 8

Lokalisation und Entstehung der Parkinson-Krankheit

Aufbau und Funktion des Nervensystems 9

Veränderungen im Nervensystem durch die Parkinson-Krankheit 14

Verschiedene Formen der Parkinson-Krankheit 17

Entstehung und Zunahme der Erkrankung 17

Biochemische Ursachen der Parkinson-Krankheit 18

Symptome der Parkinson-Krankheit

Vorboten 22

Motorische Störungen: Zittern (Tremor), Muskelkrampf (Rigor), Bewegungsverlangsamung (Akinese) 25

Vegetative Störungen 32

Psychische Störungen 36

Zusammenfassung 38

Gutartiger und bösartiger Krankheitsverlauf 41

Behandlung durch Medikamente

Einleitung 44

Entwicklung der medikamentösen Behandlung 48

Behandlung der motorischen Störungen 60

Behandlung der vegetativen Störungen 61

Behandlung der psychischen Störungen 62

Praktische Ratschläge zur Durchführung der medikamentösen Behandlung

Behandlung leichter Fälle   64

Behandlung mittelschwerer Fälle   65

Behandlung schwerer Fälle   67

Neue Gesichtspunkte in der medikamentösen Behandlung

Kurzes Behandlungsschema für Patienten   72

Nebenwirkungen der medikamentösen Behandlung   76

Bewegungstherapie   88

Ratschläge zur Lebensführung und Pflege   91

Der Alltag des Parkinson-Kranken   91

Die Pflege   106

Fremdwörterverzeichnis   110

Sachverzeichnis   115

Zu diesem Buch

Zunehmend mehr Menschen erreichen heute ein Alter, das früher für die meisten unerreichbar schien. Krankheiten des Gehirns, die eng mit dem Alter assoziiert sind, wie die Parkinson-Krankheit, vermindern die Lebensqualität eines immer größer werdenden Personenkreises.

Diese von der modernen Medizin geschaffene Situation, nämlich verlängerte durchschnittliche Lebensdauer kombiniert mit chronischem Leiden, ist ein Ansporn für alle Wissenschaftler in der Welt, ein gesünderes und sorgenfreieres Altern zu ermöglichen.

Jährlich nimmt das Wissen um die Parkinson-Krankheit zu, und neue Therapien werden entwickelt. Wir glauben, daß die scheinbar kleinen Behandlungsänderungen für einzelne Parkinson-Kranke große Erleichterung bringen können.

Der große Anklang, den dieses Buch bisher gefunden hat, ermöglicht es, bereits die 6. Auflage herauszubringen. Wir danken Frau Dr. Elisabeth Handerek für die optimale Gestaltung des Manuskriptes und besonders für die Ausarbeitung des Kapitels »Ratschläge zur Lebensführung und Pflege«.

Univ.-Prof. Dr. W. BIRKMAYER
Univ.-Prof. Dr. W. DANIELCZYK

Einleitung

Die erste Beschreibung der Parkinson-Krankheit erfolgte durch den englischen Arzt JAMES PARKINSON (1817). Die Symptome wurden so eingehend dargestellt, daß auch heute noch – nach mehr als 150 Jahren – kaum neue Symptome hinzugefügt werden müssen. JAMES PARKINSON nannte die von ihm beschriebene Krankheit »shaking palsy« (Schüttellähmung). Diese Bezeichnung ist nicht ganz zutreffend, da es sich um keine echte Lähmung handelt. Die Parkinson-Krankheit basiert vielmehr auf einer Stoffwechselstörung im Bereich des zentralen Nervensystems. Zur genaueren Lokalisierung und Charakterisierung folgt eine kurze Zusammenfassung über Aufbau und Funktion des Nervensystems.

Lokalisation und Entstehung der Parkinson-Krankheit

Aufbau und Funktion des Nervensystems

Das Nervensystem des Menschen wird in das zentrale und in das periphere Nervensystem gegliedert.

Das zentrale Nervensystem umfaßt das Gehirn und das Rückenmark. Das periphere Nervensystem umfaßt motorische Bahnen, die vom Rückenmark zu den Muskeln ziehen und Empfindungsbahnen (sensible Nervenfasern), die Empfindungen von den Rezeptoren (Reizaufnehmer) der Haut, der Gelenke, der Muskeln und Sehnen zum Rückenmark entsenden.

Das Gehirn besteht aus der *Hirnrinde* (Kortex) (Abb. 1), dem *limbischen System* (zwischen Hirnrinde und Hirnstamm gelagert)

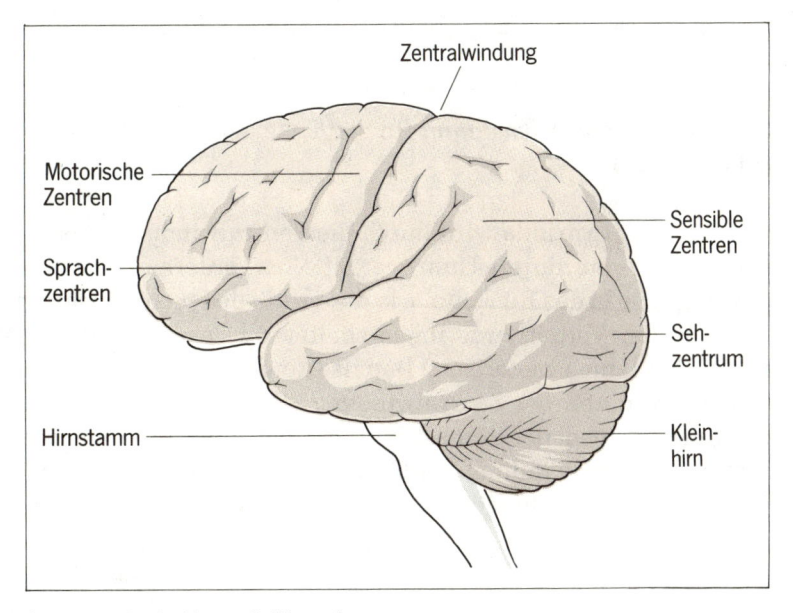

Abb. 1 Seitenansicht der Hirnrinde (Kortex)

10 Lokalisation und Entstehung der Parkinson-Krankheit

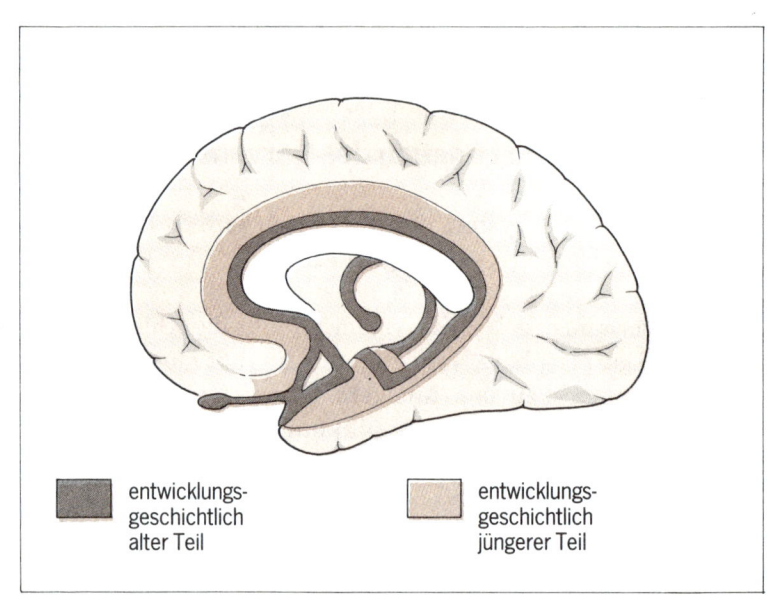

Abb. 2 Limbisches System: schwarz = entwicklungsgeschichtlich alter Teil, schraffiert = entwicklungsgeschichtlich jüngerer Teil. Im limbischen System haben alle inneren Organe (Herz, Leber, Lunge, Niere usw.) sowie alle Gemütserregungen (Lust, Unlust, Freude, Angst, Wut, Zorn) ihre Repräsentanz oder Vertretung

(Abb. 2) und dem *Hirnstamm* (in der Tiefe gelegener Teil des Gehirns) (Abb. 3, S. 12).

Die Hirnrinde wird durch die Zentralwindung (Abb. 1) in eine vordere und eine hintere Hälfte geteilt. Vom vorderen Teil gehen motorische Impulse in das Rückenmark, die dort in den motorischen Zellen des sogenannten Vorderhorns umgeschaltet werden. Von diesen Vorderhornzellen laufen motorische Impulse zu den Muskeln. In den Hirnregionen, die hinter der Zentralwindung (Abb. 1) liegen, werden Empfindungen verschiedener Sinnesleistungen bewußt wahrgenommen; in der hinteren Zentralwindung die Tastempfindungen, im Hinterhauptlappen die Sehempfindungen und im Schläfenlappen die Hörempfindungen.

Das *Kleinhirn* schließlich – zwischen Hirnstamm und Hirnrinde eingelagert – ist ein Koordinationszentrum für die Motorik, das heißt, die verschiedenen Bewegungen des Körpers und der Extremitäten werden aufeinander abgestimmt. Unabhängig von diesem kortikospinalen System, das unserem Willen weitgehend gehorcht und dessen Funktionen meist bewußt erlebt werden, gibt es das sogenannte vegetative Nervensystem. Es reguliert die Funktionen der inneren Organe (Herz, Lunge, Leber, Niere, Darm und Gefäße), aber auch die Tätigkeit der Drüsen mit innerer Sekretion, wie die Hirnanhangsdrüse (Hypophyse), die Schilddrüse, die Bauchspeicheldrüse, die Nebennieren und die Sexualdrüsen. Die Funktionen dieser Organsysteme unterstehen nicht unserem Willen und entziehen sich auch unserem Bewußtsein.

Tab. 1 Kurze Charakterisierung der Eigenschaften und Aufgaben das sympathischen und des parasympathischen Nervensystems; Überblick über die durch die Parkinson-Krankheit verursachten Störungen

vegetatives Nervensystem		
sympathisches Nervensystem	parasympathisches Nervensystem	
Energieverbrauch Aktion, Leistung	Energieaufbau Ruhe, Entspannung, Schlaf	Im Verlauf der Parkinson-Krankheit kommt es zu Störungen (Irritationen) im parasympathischen System, daher als Folge:
Blutdrucksteigerung Herzfrequenzbeschleunigung	Blutdrucksenkung Herzfrequenzdrosselung	
Mobilisierung von Traubenzucker aus gespeichertem Glykogen	Verwandlung von Traubenzucker in Glykogen	Erbrechen Stuhlverstopfung (Obstipation) Talgproduktion der Haut (Seborrhoe)
dominiert am Tag	dominiert in der Nacht (Verdauung)	Schweißausbrüche Speichelfluß Harnverhaltung
wird stimuliert durch Kaffee Übertragerstoff: Noradrenalin	wird stimuliert durch Alkohol Übertragerstoff: Serotonin	niederer Blutdruck Beinödeme Schwindel

12   Lokalisation und Entstehung der Parkinson-Krankheit

Das vegetative Nervensystem gliedert sich in das *sympathische* und in das *parasympathische System* (Tab. 1). Das erstere steuert alle energieverbrauchenden Prozesse (Herz, Aktivierung, höherer Blutdruck, Blutzuckermobilisierung), das parasympathische System steuert die energieaufbauenden Prozesse (Schlaf, Verdauung, Entspannung).

Abb. 3 zeigt die Kerngebiete des sogenannten *extrapyramidalen Systems*. Die Pyramidenbahn ist die Bahn der willkürlichen Bewegungen. Extrapyramidal sind alle Bahnen, die die unwillkürlichen Bewegungen leiten.

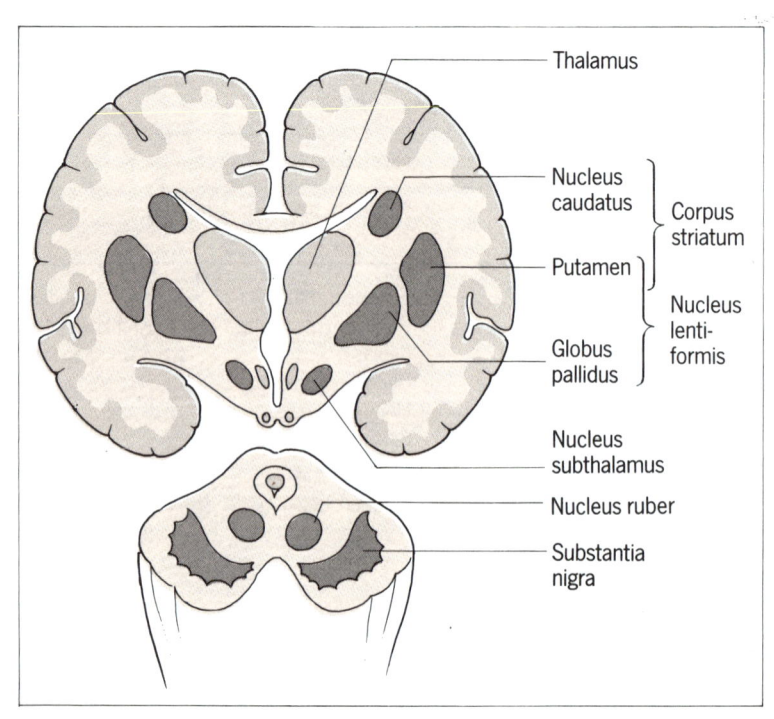

Abb. 3   Schema der Kerngebiete des extrapyramidalen Systems. Die Kerngebiete sind schwarz eingezeichnet (nach *W. Scheid:* Lehrbuch der Neurologie, 5. Aufl. Thieme, Stuttgart 1983)

Diese sogenannten Kerngebiete oder Basalganglien umfassen den *Nucleus caudatus*, das *Putamen*, den *Globus pallidus*, den *Nucleus ruber* (nach seiner roten Farbe so benannt) und die *Substantia nigra* (schwarze Substanz infolge der melaninhaltigen Nervenzellen). Diese Gruppe von Nervenzellen ist durch vielfache Bahnen untereinander, mit der Hirnrinde und durch absteigende Bahnen mit den Nervenzellen des Rückenmarks verbunden. Sie regulieren die unbewußten, automatisierten Instinktbewegungen, den mimischen Ausdruck der Physiognomie und die Haltung des Körpers.

Veränderungen im Nervensystem durch die Parkinson-Krankheit

1917 konnte TRETIAKOFF (in Paris) zeigen, daß im Gehirn der Parkinson-Kranken – und zwar in einem bestimmten Teil des Hirnstammes, in der *Substantia nigra* (schwarze Substanz) – ein schwarzes Pigment (Melanin) fehlt (Abb. 3). Die Substantia nigra der Parkinson-Kranken erscheint im Querschnitt durch das Gehirn nicht schwarz, sondern blaß. Das war der erste Hinweis auf den Ort der Krankheit. Man wußte natürlich damals noch nicht, wodurch dieser Defekt zustande kommt und wie er mit der Krankheit zusammenhängt.

In den 50er Jahren entdeckten schwedische und amerikanische Forscher eine Anhäufung bestimmter chemischer Stoffe im Hirnstammbereich. Diese Stoffe waren das Noradrenalin, das Serotonin und das Dopamin (Abb. 4).

Vom *Noradrenalin* wußte man, daß es im ganzen Körper als Überträgerstoff für das gesamte sympathische Nervensystem arbeitet. Es steuert bestimmte Energieleistungen des Körpers: Es steigert die Herzfrequenz, den Blutdruck, es verursacht Aktivität, im Übermaß Angst.

Serotonin ist vorwiegend in den Eingeweiden vorhanden; es aktiviert die Peristaltik und die Sekretion der verschiedenen Verdauungsenzyme. In der Lunge führt es zu einem Bronchialkrampf und zu vermehrter Schleimabsonderung.

Dopamin kommt ebenfalls im gesamten Organismus vor, wobei man aber noch nicht weiß, welche Funktion es hat. Ist es nur eine Vorstufe des Noradrenalins oder hat es auch eigene Funktionen?

Wenn in einer bestimmten Körperregion eine chemische Substanz gefunden wird, kann man sicher sein, daß sie dort auch eine bestimmte Aufgabe erfüllt.

Bei der Parkinson-Krankheit sind diese drei Stoffe, das Noradrenalin, das Serotonin und das Dopamin, in den Basalganglien des

Abb. 4
Aufbau der Überträgerstoffe Dopamin und Noradrenalin: Die essentielle Aminosäure Phenylalanin wird mit der Nahrung aufgenommen. Durch die Aktivität der Hydroxylase (eines Enzyms) entsteht Tyrosin.
Die nächste Stufe des Aufbaues wird durch die Tyrosinhydroxylase aktiviert. Es entsteht Dopa.
Das Enzym Decarboxylase bildet aus der Aminosäure Dopa den Überträgerstoff Dopamin (ein sogenanntes biogenes Amin).
Schließlich aktiviert die β-Hydroxylase den Schritt vom Dopamin zum Noradrenalin.

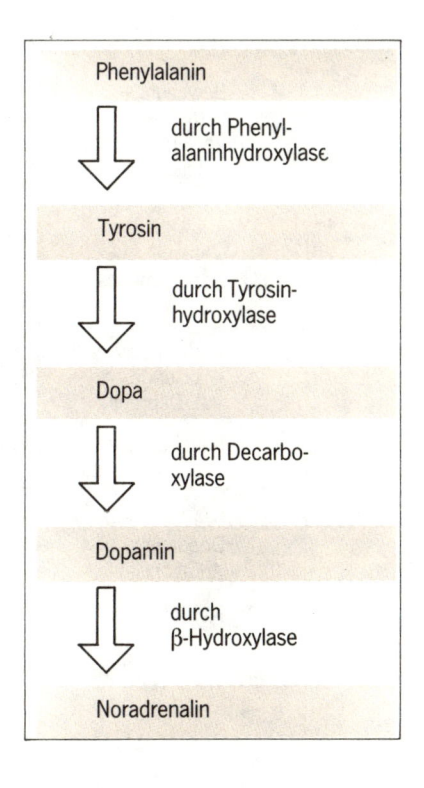

Phenylalanin
⇩ durch Phenylalaninhydroxylase
Tyrosin
⇩ durch Tyrosinhydroxylase
Dopa
⇩ durch Decarboxylase
Dopamin
⇩ durch β-Hydroxylase
Noradrenalin

Hirnstammes vermindert. (Wie schon erwähnt, sind die Basalganglien Anhäufungen von Nervenzellen, die die Summe der automatischen Bewegungen – Gehen, Laufen, Springen, Schwimmen – und die aufrechte Körperhaltung steuern.) Während die Entdeckung der Abblassung der Substantia nigra zunächst keinen Zusammenhang mit den Symptomen der Parkinson-Krankheit erbrachte, führte die Kenntnis der Verminderung dieser drei Überträgerstoffe (Noradrenalin, Serotonin und Dopamin) zu einer neuen Erklärung der Entstehung der Krankheit und zu einer völlig neuen Behandlungsmöglichkeit, nämlich zur *Behandlung mit L-Dopa* (BIRKMAYER 1961).

In letzter Zeit erkannte man die Bedeutung von Glutamin und Gamma-Aminobuttersäure (GABA) für die Wirksamkeit von Dopa beim Parkinson Kranken. (s. Abb. 5, S. 16). Eine Hyperaktivität des glutamin-

16 Lokalisation und Entstehung der Parkinson-Krankheit

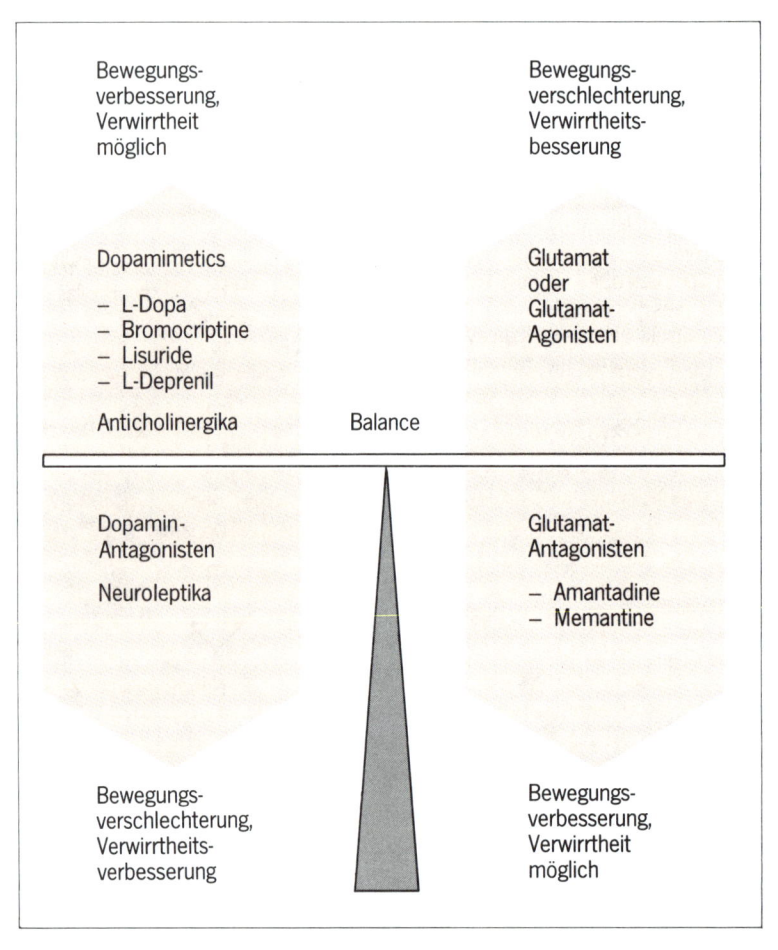

```
Bewegungs-                          Bewegungs-
verbesserung,                       verschlechterung,
Verwirrtheit                        Verwirrtheits-
möglich                             besserung


Dopamimetics                        Glutamat
                                    oder
 - L-Dopa                           Glutamat-
 - Bromocriptine                    Agonisten
 - Lisuride
 - L-Deprenil

Anticholinergika       Balance

─────────────────────────────────────────────

Dopamin-                            Glutamat-
Antagonisten                        Antagonisten

Neuroleptika                         - Amantadine
                                     - Memantine




Bewegungs-                          Bewegungs-
verschlechterung,                   verbesserung,
Verwirrtheits-                      Verwirrtheit
verbesserung                        möglich
```

Abb. 5 Vereinfachte Darstellung der glutamatergen und dopaminergen Balance im Gehirn (nach Riederer u. a.)

ergen Systems in den subthalamischen Kernen führt zu einer Störung der Balance, die zwischen dopaminergem und glutaminergem System besteht. Die praktische Konsequenz ist der Einsatz von Glutamat-Antagonisten u. a. Amantadine (z. B. PK-Merz), die das Gleichgewicht verbessern.

Verschiedene Formen der Parkinson-Krankheit

Für Ärzte ist es wichtig zu wissen, daß es verschiedene Formen der Parkinson-Krankheit gibt. Nach der sogenannten spanischen Grippe der Jahre 1917–1921 (Europäische Schlafkrankheit) trat als Folgekrankheit der sogenannte *postenzephalitische Parkinson* auf. Diese Kranken sind heute meist schon gestorben. 90% der Parkinson-Kranken leiden heute an einem sogenannten *idiopathischen Parkinson*, d. h., man weiß nicht, welche Ursache hinter dieser Krankheit steht. Die pigmenthaltigen Nervenzellen der Substantia nigra gehen zugrunde, im Gefolge dieses Melaninverlustes sind Dopamin, aber auch Noradrenalin und Serotonin vermindert.

Die Symptome der Parkinson-Krankheit treten dadurch in Erscheinung. Man weiß aber nicht, wodurch die fortschreitende Verschlechterung (progressive Degeneration) entsteht.

Entstehung und Zunahme der Erkrankung

Die Prävalenz, d. h. das Vorkommen der Parkinson-Krankheit, wird für die Bundesrepublik Deutschland mit 1–2,5% bei den über 60jährigen angegeben. Die Ersterkrankungsrate (Inzidenz) steigt mit dem Alter an und erreicht derzeit mit über 100 pro 100 000 im 8. Lebensjahrzehnt ein Maximum. Durch den dramatischen Anstieg der Hochbetagten in letzter Zeit kommt es auch zu einer Zunahme an Parkinson-Kranken.

Die Vererbung scheint bei der Entstehung dieser Erkrankung nur eine geringe Rolle zu spielen. Im Vordergrund stehen derzeit Diskussionen über bestimmte Umweltgifte. Ausgangspunkt hierfür war die Aufdeckung, daß eine Heroinersatzdroge (MPTP) in den USA Parkinson-Krankheit hervorrufen konnte:
Auch schwere Kopfunfälle können bei der Auslösung einer Parkinson-Krankheit eine Rolle spielen.

Aber auch das moderne Leben könnte bei bestimmten Konstitutionen zu einer vorzeitigen Erschöpfung von Enzymen führen.

Biochemische Ursachen der Parkinson-Krankheit

Wie erwähnt, besteht bei der Parkinson-Krankheit in bestimmten Regionen des Hirnstammes ein Defizit an Dopamin, Noradrenalin und Serotonin. Diese drei Stoffe gehören ihrem chemischen Aufbau nach zu den sogenannten biogenen Aminen. Sie werden aus essentiellen Aminosäuren aufgebaut. *Essentielle Aminosäuren* sind Stoffe, die der Organismus nicht aufbauen kann, sondern mit der Nahrung aufnimmt.

Mittels verschiedener Enzyme werden daraus die *biogenen Amine* aufgebaut. Erst diese Amine sind Überträgerstoffe, die in den Nervenzellen des Organismus und vor allem im Hirnstamm gelagert werden.

Durch Erregung der Nervenzelle werden sie freigesetzt und gelangen an einen Rezeptor (Reizaufnehmer). Dort lösen sie einen Effekt aus. Sie heißen *Transmitter (Überträger)*, weil sie Erregungen übertragen und dadurch eine Funktion auslösen.

Abb. 4 zeigt den Aufbau von Dopamin und Noradrenalin aus der essentiellen Aminosäure Phenylalanin. Durch die Phenylalaninhydroxylase entsteht Tyrosin. Durch die Tyrosinhydroxylase, ein sehr wichtiges Enzym, entsteht Dopa und durch die Decarboxylase Dopamin. Das ist bereits ein biogenes Amin, also ein Überträgerstoff, der im Gehirn die gesamte unbewußte automatisierte Motorik steuert.

Überträgerstoffe (biogene Amine) im allgemeinen und Dopamin im speziellen können die *Blut-Hirn-Schranke* nicht passieren. Die Blut-Hirn-Schranke ist quasi eine Zollstation, die nur bestimmte Stoffe aus der Blutbahn in die Nervenzellen des Gehirns eindringen läßt. Die biogenen Amine können also nicht passieren, wohl aber ihre Vorstufen wie das Dopa oder auch das Tryptophan (Vorstufe vom Serotonin).

Dopamin ist sowohl als Überträgerstoff mit selbständiger Wirkung als auch eine Vorstufe des Noradrenalins. Durch das Enzym β-Hydroxylase entsteht aus Dopamin *Noradrenalin*, ein Überträgerstoff mit spezifischer Wirkung im Körper und im Gehirn. Die Ausgangsaminosäure von *Serotonin* ist Tryptophan. Durch die Aktivität der Trypto-

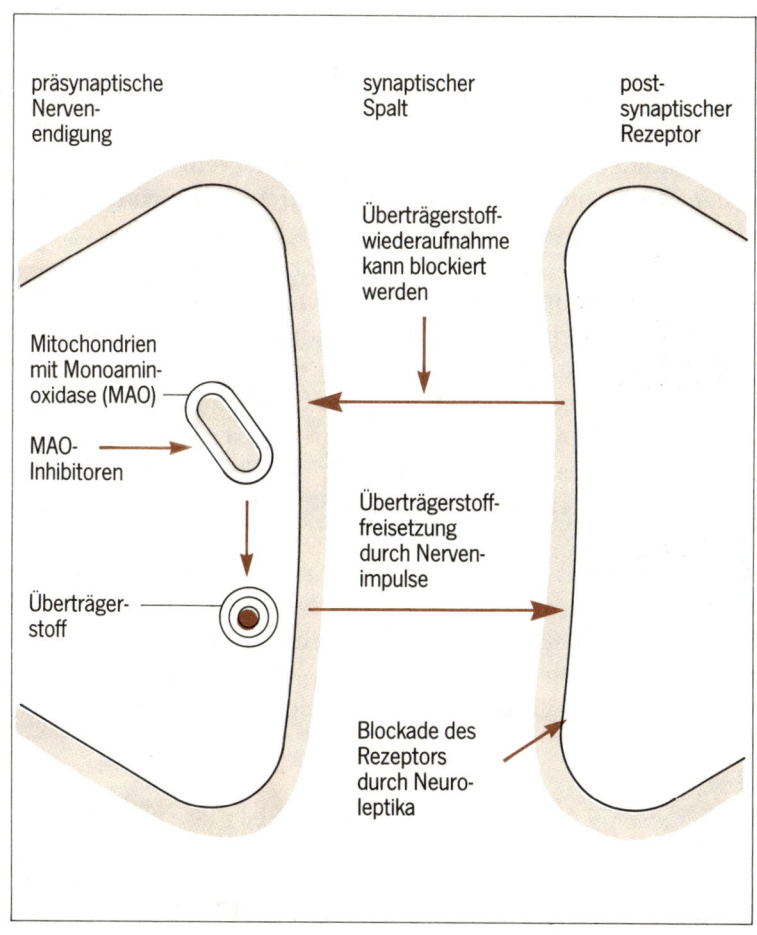

Abb. 6 Schema der Erregungsübertragung aus der Nervenzelle. Bei der Parkinson-Krankheit herrscht in der Nervenzelle ein Mangel an Übertragerstoffen (Noradrenalin, Dopamin, Serotonin). Mitochondrien = Gebiete des Aufbaues der Übertragerstoffe durch Enzyme. MAO = Monoaminoxydase, ein Enzym, das in der Zelle die Übertragerstoffe abbaut. MAO-Inhibitoren = Hemmstoffe der Monoaminoxydase

phanhydroxylase entsteht 5-Hydroxytryptophan und durch die Decarboxylase der Übertragerstoff Serotonin.

Abb. 6 zeigt ein Schema der Funktionen der Übertragerstoffe. *Als Beispiel*: Dopamin ist in der Nervenzelle gelagert. Durch einen

Nervenimpuls passiert es die synaptische Membran, durcheilt den synaptischen Spalt und gelangt an den Rezeptor (Reizaufnehmer). Dort löst es einen Bewegungsimpuls aus und wird dann auf dem Rückweg – nach nochmaligem Passieren des synaptischen Spaltes – in der Nervenzelle wieder aufgenommen (Reuptake). In der Nervenzelle wird das Dopamin in den Mitochondrien aufgebaut und durch ein Enzym – die sogenannte Monoaminoxydase – abgebaut.

Im synaptischen Spalt werden die Überträgerstoffe durch ein Enzym – die sogenannte 0-Methyltransferase – abgebaut. Die Abbaustoffe werden durch die Blutbahn in die Niere und von dort über den Harnweg ausgeschieden. Das gleiche Geschehen spielt sich in den Nervenzellen ab, in denen der Überträgerstoff Noradrenalin aufgebaut und gelagert wird. Das Serotonin wird gleichfalls in spezifischen Zellen, d. h. in Zellen, in denen nur Serotonin auf- und abgebaut wird, gelagert.

Nun gibt es bestimmte chemische Substanzen, die eine Freisetzung aus den Lagern in der Nervenzelle auslösen, z. B. das Reserpin. Das ist ein chemischer Bestandteil der indischen Pflanze Rauwolfia. Durch diese Freisetzung von Noradrenalin – aber auch von Serotonin und Dopamin – führt Reserpin in der Peripherie des Organismus zu einer *Blutdrucksenkung*.

Durch eine vermehrte Freisetzung von Noradrenalin aus den Nervenzellen wird es im synaptischen Spalt durch ein Enzym (0-Methyltransferase) abgebaut und damit unwirksam gemacht. Durch diesen Mechanismus sinkt der Blutdruck, weil der Überträgerstoff Noradrenalin, der den hohen Blutdruck verursacht, nicht mehr in entsprechender Menge am Rezeptor zur Wirkung kommt. Aber auch Serotonin und Dopamin werden durch solche blutdrucksenkende Medikamente freigesetzt und führen psychisch zu Müdigkeit und Schläfrigkeit (Serotonineffekt) und zu einer Verlangsamung der aktiven Beweglichkeit (Dopaminmangel).

Eine solche medikamentös ausgelöste Verarmung an biochemischen Überträgerstoffen (Dopamin, Noradrenalin und Serotonin) führt nicht selten zum Krankheitsbild der *Depression*, deren Symptome Schlaflosigkeit, Appetitlosigkeit, Lustlosigkeit, Freudlosigkeit, Antriebslosigkeit, Entschlußlosigkeit, Konzentrationslosigkeit und Angst sind. Selbstverständlich ist bei der Parkinson-Krankheit die Reaktion auf blutdrucksenkende Mittel dieselbe, was noch zu einer Verschlechterung ihrer spezifischen Symptome führt.

Durch Unterbrechung der Reserpinmedikation verschwinden die genannten Symptome wieder.

Wie kommt es bei der Parkinson-Krankheit zu einem Defizit an biochemischen Überträgerstoffen?

Als Ursache kann man entweder einen unzureichenden Aufbau durch mangelhaft arbeitende Enzyme oder einen beschleunigten Abbau durch eine zu große Aktivität der abbauenden Enzyme (Monoaminoxydase und 0-Methyltransferase) annehmen.

Nun konnten wir zeigen, daß die *Tyrosinhydroxylase*, das Enzym, das die Stufe vom Tyrosin zum Dopa aktiviert, bei Parkinson-Kranken um 80% weniger aktiv ist als bei gesunden Kontrollpersonen. Darin liegt die unmittelbare Ursache des Dopamin- und auch des Noradrenalinmangels. Aus diesen Ergebnissen entsteht sofort die nächste Frage:

Wieso ist dieses Enzym so inaktiv?

Im tierischen und menschlichen Organismus entsteht die Tyrosinhydroxylase in den melaninhaltigen Zellen (pigmenthaltige Zellen) der Substantia nigra. Die pigmentlos gewordenen Zellen der Substantia nigra, die für die Parkinson-Krankheit charakteristisch sind, sind nicht mehr imstande, dieses Enzym in ausreichender Menge zu produzieren. Wodurch aber der *Pigmentverlust* in der Substantia nigra zustande kommt, ist zur Zeit noch nicht bekannt.

Symptome der Parkinson-Krankheit

Die 3 Hauptsymptome der Parkinson-Krankheit sind:

Zittern (Tremor),
Muskelsteifheit (Rigor),
Bewegungsverlangsamung und Kraftlosigkeit (Akinese).

Bevor wir auf diese Symptome eingehen, einiges über die Vorboten der Parkinson-Krankheit.

Vorboten

Sehr häufig werden Parkinson-Kranke monate- und jahrelang als Rheumatiker behandelt. Die Kranken klagen über Gelenkschmerzen in der Schulter, in der Hüfte oder in der Lendengegend. Röntgenbefunde zeigen nicht immer Abnützungserscheinungen. Diese Patienten werden mit verschiedenen antirheumatischen Drogen behandelt, jedoch ohne Erfolg. Die Schmerzen kommen deswegen zustande, weil die Muskelsteifheit (der Rigor) eine *muskuläre Verkrampfung* auslöst. Das Knorpelgewebe der Gelenke wird nicht durch Blutgefäße, sondern durch Gewebssäfte ernährt. Im Stehen werden die Knorpelschichten der Gelenke gleichsam ausgepreßt und im Sitzen saugt das Knorpelgewebe seine Gewebsflüssigkeit und damit seine Nährsubstanz auf. Der Wechsel zwischen Druck und Entlastung stellt den Mechanismus der Ernährung dar.

Beim Parkinson-Kranken fällt durch den permanenten Muskelkrampf dieser Wechsel von Druck und Entlastung weg. Das Resultat sind Nahrungsschäden an den Gelenkflächen mit daraus folgenden Schmerzen, die im Sitzen oder Liegen zurücktreten.

Ein zweites vorzeitiges Symptom ist eine Bewegungsverlangsamung, die dem Patienten manchmal selbst gar nicht auffällt. Nur die Angehörigen merken, daß der Kranke sich umständlicher umdreht, sich langsamer niedersetzt, beim Gehen vorzeitig ermüdet und die Füße über den Boden schleift. Wenn man die Kranken in einer solchen Phase untersucht, findet man nicht immer objektive Symptome der Krankheit.

Auch eine gebeugte Körperhaltung ist gelegentlich ein vorzeitiges Symptom der Krankheit, die ja bei älteren Menschen an sich nichts Ungewöhnliches darstellt. Der Kranke selbst ist zunächst kaum behindert, nur die Angehörigen bemerken die Haltungsveränderung und versuchen den Kranken dauernd zu ermuntern, gerade zu stehen oder den Kopf hochzuhalten.

Es kann auch zu einem Gewichtsverlust kommen.

Ein Frühsymptom, das die Patienten früher als die Angehörigen bemerken, sind Störungen der Feinmotorik. Das Binden einer Krawatte bereitet z. B. plötzlich Schwierigkeiten. Das Öffnen von Manschettenknöpfen ist erschwert und verlangsamt. Beim Essen merken sie, daß sie sich beim Fleischschneiden sehr schwer tun. Auch die Verlangsamung der Schrift und vor allem das Kleinerwerden der Buchstaben fällt den Patienten selbst bald auf. Schließlich kommt es oft jahrelang vor dem Inerscheinungtreten der körperlichen Parkinson-Symptome zu Gemütsverstimmungen. Die Patienten sind grundlos verstimmt, lustlos, freudlos, antriebslos, entschlußlos. Sie klagen über Angst und Schlaflosigkeit. Solche endogenen Verstimmungszustände (ohne äußere Ursache) entstehen ohne merkbare Motive, sie basieren auf der gleichen chemischen Veränderung wie die Parkinson-Krankheit. Nur sind die chemischen Defekte bei der Depression rückbildungsfähig, wogegen sie bei der Parkinson-Krankheit einen dauernden Fortschritt zeigen. Aus dem Auftreten einer Depression bei einem etwa 65jährigen Kranken kann man natürlich nicht den Schluß ziehen, daß später daraus eine Parkinson-Krankheit wird. Es gibt viele Depressionskranke, die später keinen Parkinson bekommen. Aber wenn neben der Depression Haltungsschäden und Verlangsamung der allgemeinen Beweglichkeit auftreten, soll man an einen maskierten Parkinson denken. Später – bei voll ausgebildeter Symptomatik der Parkinson-Krankheit – treten gar nicht so selten depressive Phasen auf. Wenn die motorischen Störungen nicht hochgradig sind und die Patienten in ihrem Befinden trotzdem sehr beeinträchtigt sind und über eine Reihe von hypochondrischen Symptomen Beschwerde führen, dann muß man an das Vorhandensein einer Depression, die neben der Parkinson-Krankheit besteht, denken. Als sicher kann man diese Diagnose annehmen, wenn die Kranken angeben, daß sie morgens weder körperlich noch geistig zu einer Tätigkeit fähig sind, nachmittags und abends jedoch alle Beschwerden praktisch verschwinden. Das Wissen um diese Kombination ist aus therapeutischen Gründen wichtig, denn Depressionen sind mit antidepressiven Medikamenten sehr gut zu behandeln.

≡ Motorische Störungen: Zittern (Tremor), Muskelkrampf (Rigor), Bewegungsverlangsamung (Akinese)

Das erste Zeichen, das auch für den Laien eine Parkinson-Krankheit erkennen läßt, ist der Tremor. Es ist eine rhythmisch ablaufende, unwillkürliche Hin- und Herbewegung. Die Patienten fühlen das Zittern oft nur innerlich, ohne daß es äußerlich in Erscheinung tritt. Eine besondere Form des Zitterns – für den Parkinson charakteristisch – ist der sogenannte *Ruhetremor*, d. h. die Hände zittern nur, wenn sie ruhig gehalten werden. Die Bewegungen werden als »Pillendrehen« bzw. »Geldzählenzittern« bezeichnet. Werden die Hände bzw. die Füße bewegt, dann unterbleibt während der Bewegung das Zittern. Diese Form des Zitterns entsteht durch eine Eigenrhythmik des Rückenmarks. Normalerweise wird durch Rückkoppelungskreise (Feedbackkreise) im Hirnstamm diese spinale Eigenrhythmik unterdrückt. Bei funktionellen Verletzungen dieser Rückkoppelungskreise entsteht dann der Tremor.

Zum ersten Auftreten des Tremors kommt es oft *nach* besonderen *Streßsituationen*, sehr häufig nach Operationen mit längerer Narkose oder nach emotionalen Belastungen (Unfälle), aber auch nach massiven Infekten (Grippe).

Der Tremor beginnt meist in einer Hand, greift dann auf die andere Hand oder auf einen Fuß über. Besonders lästig für den Kranken ist, daß sich der Tremor bei affektiven Reizen verstärkt. Wenn ein Patient in eine Gesellschaft kommt oder ein Restaurant betritt oder einen Autobus besteigt, kommt es plötzlich zu einer beträchtlichen Zunahme des Zitterns. Die Frequenz bleibt meistens gleich. Wenn der Patient dann ruhig sitzt und ihn nicht alle Leute anstarren, läßt der Tremor bis zu einem kaum merkbaren Zittern nach. Diese Beziehung zwischen der Zwangsbewegung des Tremors einerseits und dem Affekt anderseits, d. h. zwischen Zittern und Gemütserregung, ist ein konstantes Phänomen. *Gemütserregungen steigern die unwillkürliche Zwangsbewegung*, sowohl den Tremor als auch die choreatischen (veitstanzartigen) Bewegungen.

Eine affektive Stimulierung kann aber anderseits auch akinetische Bewegungsstörungen des Parkinson-Kranken verbessern, d. h., in Situationen einer affektiven und emotionalen Hochspannung (Freude, Angst) kann die aktive Beweglichkeit der Patienten viel besser sein. Dieses Phänomen wurde als »*paradoxe Kinesie*« beschrieben. Es besteht darin, daß bei einer Lebensgefahr (Feuersbrunst oder Naturkatastrophe) ein an sich bewegungsunfähiger Kranker in der Lage ist, kurzfristig zu laufen oder zu gehen. In leichter Form kann man dieses Phänomen immer beobachten, wenn der Patient in unserem Untersuchungsraum flott und flüssig daherschreitet und die Ehegattin sagt: »Herr Dr., Sie sollten ihn zu Hause sehen, da schleicht er nur gebückt und schlurfend dahin.«

Die affektiv-stimulierende Wirkung seiner Präsentation vor dem Arzt verbessert die motorische Leistung des Kranken, steigert aber auch das Zittern. Schwingen die Arme beim Gehen noch mit, dann ist das Zittern meist beträchtlich gesteigert. Erst wenn die Mitbewegungen der Arme beim Gehen fehlen, ist der Tremor geringer. Im Schlaf kommt das Zittern meist zur Ruhe, nur in extremen Traumphasen tritt es in starker Intensität auf (besonderer Affektstreß im Traum). Treten im Verlauf der Parkinson-Krankheit andere Krankheiten auf, z. B. eine schwere Lungenentzündung, oder kommt es zu einem operativen Eingriff, dann ist das Zittern zunächst verschwunden, und erst mit der körperlichen Wiederherstellung tritt es wieder auf, was dem Arzt anzeigt, daß der Tiefpunkt dieser Zwischenerkrankung überwunden ist.

Der Rigor ist charakterisiert durch eine andauernde unwillkürliche Muskelspannung. Diese verstärkte Muskelspannung bzw. dieser Muskelkrampf ist im Agonisten und Antagonisten gleichmäßig und gleichzeitig ausgebildet. Normalerweise wird bei der Beugung des Armes im Ellenbogengelenk der Beugemuskel (Musculus biceps = Agonist) angespannt und der Streckmuskel (Musculus triceps = Antagonist) des Ellenbogengelenks entspannt. Dadurch ist die Beugebewegung möglich. Beim Rigor kommt es zu keiner Entspannung des Streckmuskels, so daß die Beugebewegung nur gegen großen Widerstand sowohl passiv als auch aktiv durchführbar ist. Der Patient hat in völliger Ruhe das Gefühl steif zu sein. Beim passiven Bewegen eines Armes besteht nach allen Richtungen ein gleichmäßiger Widerstand. Dieser Widerstand verursacht die *Steifheit* und blockiert die aktive Beweglichkeit der Glieder.

Der Dauerkrampf bereitet, wie schon hervorgehoben, Schmerzen. Der Rigor der Nackenmuskulatur löst nicht selten *Kopfschmerzen* aus, die vom Nacken bis vor zur Stirn ausstrahlen. Der Krampf der Nackenmuskulatur verursacht eine Drosselung der Blutzufuhr durch die Arterien, die in der Halswirbelsäule zum Gehirn ziehen. Dadurch kommt es zu einer Blutleere im Gehirn und als Folge davon zu Kopfschmerzen.

Der Rigor ist in der Beugemuskulatur stärker ausgeprägt, was zur charakteristischen *Beugehaltung* des Parkinson-Kranken führt. Der Rumpf ist nach vorne gebeugt, die Hände sind an die Brust gepreßt und die Beine sind in den Hüftgelenken und im Kniegelenk gebeugt.

Der Patient kann daher nur sehr schwer aufrecht stehen. Da die Symptome des Rigor nicht immer seitengleich ausgebildet sind, bewirkt der einseitige Rigor eine seitliche Verkrümmung der Wirbelsäule und damit eine *Seitwärtsneigung* der Rumpfhaltung. Das führt durch Dehnung des Bandapparates der Wirbelgelenke einerseits zu Schmerzen, anderseits wird dadurch die aktive Beweglichkeit bzw. das Gleichgewicht beeinträchtigt.

Diese Steifheit des gesamten Körpers vermittelt den Kranken das Gefühl, in einem Gipsverband fixiert zu sein.

Der Rigor ist allerdings durch verschiedene Medikamente erfolgreich zu behandeln.

Die Akinese ist eine besondere Form einer *Bewegungsstörung*. Der Patient kann sich nur langsam bewegen, und seine Bewegungen sind schwer in Gang zu setzen. Die Impulse, sich aus dem Liegen aufzusetzen, aus dem Sitzen aufzustehen, aus dem Stand die ersten Schritte zu tun, können erst nach langer Anlaufzeit verwirklicht werden. Auch der Bewegungsablauf an sich ist verlangsamt, der Krafteinsatz beträchtlich reduziert. Früher glaubte man, daß diese verlangsamte motorische Aktivität durch den Rigor, also durch die verstärkte Muskelspannung, verursacht sei. Heute weiß man aber, daß die Akinese eine eigene Form der motorischen Beeinträchtigung ist, die durch den Dopaminmangel in bestimmten Hirnregionen verursacht wird. Durch stereotaktische Operationen kann der Rigor völlig beseitigt werden, die Akinese jedoch bleibt bestehen.

Die Akinese umfaßt – wie gesagt – eine *Verzögerung des Bewegungsbeginns*, die Bewegungsführung ist verlangsamt, die Intensität vermindert. Der Patient kann keine schwere Tasche tragen, beim Essen schlecht das Fleisch zerschneiden oder nur mühsam aus einer vollen Teekanne einschenken. Bewegungen gegen die Schwerkraft sind besonders schwer durchzuführen. Er kann die Arme sehr gut nach vorne stoßen, jedoch wesentlich schwächer und unausgiebiger senkrecht nach oben. Das Springen mit beiden Beinen vom Boden ist nur im geringen Ausmaß möglich. Durch die Akinese werden alle Bewegungen des Kranken beeinträchtigt. Das Gehen ist kleinschrittig (in fortgeschrittenen Fällen schleifen die Füße am Boden), die Schritte werden immer rascher und kürzer, und es besteht ein Trend, nach vorne zu fallen (Propulsion).

Der Kranke kann den Drall nach vorne nicht abfangen, gerät in raschere Bewegungsfolgen und schließlich fällt er nach vorne. Der schwunghafte Wechsel vom Standbein zum Schwungbein fehlt ihm. Er geht etwa wie ein Gesunder in einem finsteren, unbekannten Raum. Das Mitschwingen der Arme als Relikt des Vierfüßerganges dient zur Aufrechterhaltung des Gleichgewichts; auch diese Bewegung fehlt dem Parkinson-Kranken. Die Arme werden an die Brust fixiert gehalten oder hängen steif nach unten. Noch schwieriger als das Gehen ist das Umdrehen, d.h., Richtungsänderungen werden nicht schwunghaft wie beim Normalen vollzogen, sondern in kleinen Winkelgraden. Beschleunigungen oder Verzögerungen des Gehens sind schwer durchführbar. Im Verlauf des Gehens kommt es gelegentlich zu einer *Blockade*, die als *Freezingeffekt* bezeichnet wurde. Als Zuschauer hat man das Gefühl, der Patient ist plötzlich festgefroren. Nach einigen Sekunden oder Minuten löst sich diese totale Bewegungsblockade und der Kranke kann weitergehen. Solche Freezingeffekte treten auf, wenn der Bewegungsablauf durch einen zusätzlichen Affektreiz irritiert wird. Geht z.B. ein Parkinson-Kranker über eine Straße, und es droht ein Auto vorbeizufahren, dann bleibt er plötzlich wie angewurzelt stehen. Aber auch in geschlossenen Räumen, wenn es sich darum handelt, durch eine Türöffnung zu gehen, genügt der Affektreiz »Da komme ich nicht durch!«, um die gesamte Bewegung zu blockieren. Die Leistungen der Beine sind meist stärker betroffen. Es gibt aber auch Kranke, die halbwegs störungsfrei gehen können, aber nicht in der Lage sind, sich allein eine Jacke anzuziehen oder mit lauter Stimme zu sprechen.

In der *Sprache* wirkt sich die Akinese in einer Artikulationsschwierigkeit und im Verlust der Stimmhaftigkeit aus. Die Sprache des Parkinson-Kranken ist undeutlich artikuliert, verwaschen (Akinese der Sprachmuskulatur) bzw. durch die verminderte Blasebalgwirkung der Lungen (Akinese der Atemmuskulatur) leise und stimmlos. Darüber hinaus ist die Sprache monoton, es fehlt jeder seelische Ausdruck. Das Tempo, die Stärke und die emotionale Qualität sind reduziert. Gelegentlich werden einzelne Silben eines Wortes zwanghaft wiederholt, ein Verhalten, das als Palilalie bezeichnet wird.

Die stimmlose Sprache ist ein besonderes Handikap im zwischenmenschlichen Kontakt. Der Kranke bittet um etwas, die Pflegeperson versteht ihn nicht, so daß er seine Bitte mehrmals wiederholen muß, wobei die Stimme bei jeder Wiederholung noch leiser wird. Die Aufforderung »Sprechen Sie lauter!« hat die gleiche Wirkung als wenn man sagen würde: »Springen Sie auf den Mont Blanc!«

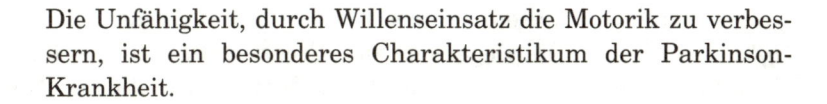

> Die Unfähigkeit, durch Willenseinsatz die Motorik zu verbessern, ist ein besonderes Charakteristikum der Parkinson-Krankheit.

Auch die *Ausdruckslosigkeit der Physiognomie* ist ein Zeichen der Akinese. Das maskenhafte Gesicht, das weder durch Freude noch durch Trauer der jeweiligen Stimmung angepaßt werden kann, ist quasi eine Akinese der Ausdrucksbewegung. Nur der Ausdruck der Augen bleibt erhalten, so daß man am Augenausdruck Angst oder Freude erkennen kann, was einen bizarren Eindruck vermittelt, weil das mimische Hintergrundbild des Gesichtes starr bleibt.

Da die Streckmuskulatur besonders betroffen ist, besteht – wie erwähnt – die charakteristische *Beugehaltung* des Parkinson-Kranken. Dieses Einrollen des Körpers in eine pseudo-embryonale Haltung führt im Extremfall dazu, daß der Kranke nicht einmal nach oben blicken kann.

Der gesamten *Parkinson-Bewegung* fehlt jedes schwunghafte Element, daher fehlt auch das Mitschwingen der Arme beim Gehen. Alle Bewegungen zur Korrektur einer Haltung sind davon betroffen. Wenn man einem normalen gesunden Menschen einen Stoß auf die Brust versetzt, so wird er leicht nach rückwärts wanken, aber nach einigen Ausgleichsbewegungen aufrecht stehen bleiben. Der Parkinson-Kranke kann solche Ausgleichsbewegungen nicht vollziehen, er fällt wie ein Mehlsack nach hinten um.

Die Bewegungsverlangsamung (Akinese) ist – wie im chemischen Abschnitt erwähnt wurde – durch den Mangel des Überträgerstoffes Dopamin verursacht. Dieser Mangel ist die Ursache für den verzögerten Start, für die verlangsamte Bewegung, für das unzureichende Reagieren auf Beschleunigungs- oder Verzögerungsaufgaben und für die vorzeitige Ermüdbarkeit.

Die Akinese unterliegt sowohl *Tagesschwankungen* als auch Schwankungen über längere Zeitstrecken. Die häufigste Schwankung im Tagesablauf besteht darin, daß der Kranke nach der Aufladung im Schlaf von morgens bis mittags fast störungsfrei gehfähig ist. Nach dem Mittagessen tritt besonders in späteren Krankheitsphasen eine Bewegungsblockade auf, die ein bis drei Stunden dauert. Dieser Effekt wurde *Off-Effekt* genannt. Im Gegensatz zum Freezingeffekt tritt er ohne jede Gemütserregung auf, der Kranke gleicht dem völlig erstarrten Küchenjungen im Märchen von Dornröschen. Plötzlich, nach ein bis drei Stunden, spürt er, daß die Beweglichkeit gleichsam wieder in seine Glieder fließt, er kann wieder sprechen, aufstehen und gehen. Solche Phasen können am besten überbrückt werden, wenn der Kranke in Ruhe sitzen oder liegen bleibt und auf die Wiederauffüllung seiner Bewegungsdepots wartet.

Alle bisherigen Medikamente zur Überwindung dieser Bewegungsblockade haben sich als unzureichend erwiesen. Es gibt aber auch Kranke, die sich morgens schlecht bewegen können und erst nachmittags lebendig werden und sich gelöster bewegen. Der Aufbau des Bewegungsstoffes Dopamin in den Zelldepots vollzieht sich sehr oft in bestimmten Rhythmen. Auch das *Wetter* spielt eine große Rolle. Bei trockenem Hochdruckwetter fühlen sich die Kranken besser und bewegen sich freier. Bei regnerisch-trübem Tiefdruckwetter geht es ihnen schlechter. Auch Hitze vertragen Parkinson-Kranke schlecht. Wie erwähnt, kommt es manchmal auch zu einer paradoxen Kinesie: Patienten, die sich aufgrund des fortgeschrittenen Leidens kaum noch bewegen können, sind unter einem starken Streß (Furcht, Angst, Freude) in der Lage, eine Zeitlang zu gehen oder sogar zu laufen, d.h., daß in einer bestimmten Gemütsverfassung die letzten verfügbaren Dopaminmengen freigesetzt werden und aktive Bewegungen ermöglichen.

Vegetative Störungen

Neben den motorischen Störungen Tremor, Rigor und Akinese treten beim Parkinson-Kranken auch vegetative Störungen auf. Das vegetative Nervensystem ist jener Teil des Nervensystems, der unabhängig von unserem Willen und ohne unser Bewußtsein zu berühren reguliert wird. Es steuert den Kreislauf, das Verdauungssystem, den Hormonhaushalt, die Tätigkeit der Leber, der Niere usw. Erst wenn durch eine Streßbelastung des Alltags oder durch psychische Belastungen die Ausgleichsfähigkeit des vegetativen Systems überfordert ist, dringen Störungen der vegetativen Funktion bis zum Bewußtsein vor und produzieren Beschwerden. Im normalen Bereich werden diese vegetativen Funktionen durch Feedbackkorrekturen gezügelt. Wenn z.B. durch einen Noradrenalinausstoß (Noradrenalinoutput) der Blutdruck steigt, wird durch eine Rückkoppelungsfunktion eine Serotoninfreisetzung ausgelöst, die den Blutdruck wieder senkt. Sinkt der Blutdruck zu tief (Folge: Müdigkeit und Schwindel), dann wird gleichfalls über eine Feedbackregulation Noradrenalin freigesetzt, das den Blutdruck wieder auf eine normale Höhe bringt.

Der Parkinson-Kranke hat nicht nur zu wenig Dopamin, sondern auch zu wenig Serotonin und Noradrenalin in bestimmten Regionen des Hirnstammes. Wir wissen heute, daß das Serotonin der Überträgerstoff für den Schlaf, für die Wärmeregulierung, für die Peristaltik und für die Sekretion bestimmter Stoffe ist. Befindet sich ein gesunder Mensch in einer heißen Umgebung, dann öffnen sich mit Hilfe des Serotonins die Verbindungsadern zwischen Arterien und Venen (arteriovenöse Anastomosen). Anastomosen sind Schleusen, die zwischen den Arterien und Venen eine Kurzschlußverbindung herstellen. Die Öffnung dieser Anastomosen bewirkt eine größere Wärmeabstrahlung, so, wie wenn man den Heizkörper bei einer Zentralheizung aufdreht. Durch diese Regulierung der Wärmeabstrahlung wird die Temperatur des Menschen innerhalb gewisser Grenzen konstant erhalten. Der Parkinson-Kranke ist infolge seines Serotoninmangels nicht imstande, die arterio-venösen Anastomosen zu öffnen. Er kann dadurch eine überschüssige Wärmeproduktion nicht abstrahlen. Durch diese Blockade kommt es im heißen Milieu (Hochsommer) zu einer Überhitzung, zu *Fieber*, an dem früher viele Parkinson-Kranke gestorben sind.

Ferner leidet fast jeder Parkinson-Kranke an einem verstärkten Speichelfluß. Dieses Symptom ist sehr lästig, denn der Patient kann den Speichel nicht schlucken und so rinnt fast ständig aus einem Mundwinkel der Speichel auf die Kleidung. Das macht nicht nur einen ungepflegten Eindruck, sondern behindert ihn auch beim Sprechen.

Ein weiteres vegetatives Symptom sind ungezügelte *Schweißausbrüche*, die unabhängig vom äußeren Milieu oder von der inneren Stimmung besonders nachts auftreten und das Wohlbefinden des Patienten beträchtlich stören. Es gibt Kranke, die nachts dreimal das Hemd wechseln müssen.

Ferner gibt es Parkinson-Kranke, die besonders unter *Hitzewallungen* (wie im Klimax der Frau) leiden und einen hochroten Kopf bekommen. Dieses Symptom kommt durch eine unkontrollierte Freisetzung des Überträgerstoffes Serotonin zustande. Es ist an sich bedeutungslos, die Kranken sind nur beunruhigt und fürchten einen Schlaganfall. Die Hitzewallungen entstehen auch durch eine vegetative Fehlschaltung.

Nicht selten klagen Kranke über *Hitze- oder Kälteempfindungen*, die häufig an den Beinen, meist abends oder während der Nacht auftreten. Diese Empfindungen (Sensationen) sind Mißempfindungen der Wärmequalität (thermische Parästhesie).

Neben diesen Wärmeparästhesien werden auch *brennende Füße, Ameisenlaufen, Jucken* oder *ruhelose Beine* beklagt, die ein ruhiges Liegen im Bett bzw. Einschlafen verhindern.

Die Schilderung dieser Symptome ist meist so unpräzis und die Lokalisation so uncharakteristisch, daß diese Beschwerden als Störungen des vegetativen Systems interpretiert werden können. Wenn z. B. ein Ischiasnerv irritiert ist und schmerzt, dann kann der Kranke genau den Ort und den Verlauf des Schmerzes angeben. Vegetative Störungen aber betreffen immer ein größeres, unscharf begrenztes Störfeld. Der Kranke empfindet ein Hitzegefühl und einen Druck auf der Brust. Er ist aber nicht imstande, den Ort dieser Störung genau zu lokalisieren. Nach unserem heutigen Wissen können wir annehmen, daß diese subjektiven

Empfindungsstörungen nicht in der Peripherie des Organismus ausgelöst werden, sondern in einem Hirnteil, im limbischen System (Abb. 2, s. S. 10). In dieser Hirnregion haben alle inneren Organe (Herz, Lunge, Leber, Niere usw.) ihre Repräsentanz (Vertretung). Vegetative Störungen in der Peripherie des Organismus sind häufig mit Gemütsbeschwerden (Erregung, Furcht, Angst) verbunden. Daher ist die Annahme, daß diese vegetativen Störungen auf chemische Defekte im limbischen System zurückzuführen sind, wo Vegetativum und Affekt korreliert vertreten sind, berechtigt.

Wir wissen heute, daß bei Parkinson-Kranken in dieser Hirnregion die gleichen chemischen Defekte vorhanden sind wie in den motorischen Regionen. Die geschilderten, subjektiv sehr lästig empfundenen, vegetativen Beschwerden treten oft im Rahmen einer *larvierten Depression* (= versteckte, maskierte Depression) auf. Auch bei dieser Krankheit ist der gleiche Entstehungsmechanismus im limbischen System anzunehmen.

Vermutlich rein peripher treten Störungen bei der Harnentleerung auf, die gelegentlich zu einem Problem werden. Besonders nachts spüren die Kranken alle 5 Minuten einen *Harndrang*, wecken ihre Angehörigen und werden mühsam auf das WC geschleppt, wo meist nur einige Tropfen entleert werden können. Sie werden wieder ins Bett gebracht, und nach kurzer Zeit wiederholt sich der gleiche Vorgang. Für Angehörige wie Patienten ist das ein energieraubender Prozeß, an dem der Kranke völlig schuldlos ist. Die Blasenentleerung erfolgt durch den Überträgerstoff Serotonin. Dieser wird in der Nacht vermehrt freigesetzt, denn er ist ja der chemische Schlaferzeuger an sich. Durch diesen vermehrten Serotoninausstoß entsteht die willkürlich nicht steuerbare Harnentleerung. Im therapeutischen Abschnitt werden wir auf die Behandlung dieser Beschwerden eingehen. Besteht bei älteren Männern eine Hypertrophie (Vergrößerung) der Prostatadrüse, dann kommt es zur Retenz, d.h., der Harn kann nicht völlig ausgeschieden werden. Durch den Rückstau entstehen oft Harnweginfektionen.

In den späten Krankheitsphasen sind solche aufsteigenden Harnweginfektionen nicht selten die Ursache für schwerwiegende Krisen. Die Entzündungen lassen sich anfangs mit verschiedenen antibiotischen Medikamenten beherrschen. Im Lauf der Jahre werden die Harnwegsinfekte beim Parkinson-Kranken meist chronisch und führen dann letzten Endes zu einem Kreislaufversagen.

Ein anderes vegetatives Problem betrifft die geschwollenen Füße (Ödeme). Jeder Kranke denkt bei Ödemen an den Füßen zunächst an eine Herzschwäche. Diese Ursache liegt beim Parkinson-Kranken selten vor. Die Ödeme des Parkinson-Kranken gehen auf eine chemische Ursache zurück. Serotoninfreisetzung bewirkt eine Durchlässigkeit der Gefäßwände, und das Blutplasma dringt in das Gewebe. Anfangs können solche Ödeme durch Tryptophangaben, durch Massagen und durch Entwässerungsmittel beseitigt werden. Im Lauf der Jahre werden diese Ödeme aber derb und hart und verhindern, daß die Kranken ein normales Schuhwerk tragen können.

Psychische Störungen

Als Gemütsbewegungen der Lust und Unlust, der Freude, der Angst, des Wohlbehagens und des Unbehagens haben im limbischen System (Abb. 2, s. S. 10) des Hirnstammes ihre Repräsentanz (Vertretung). Ein äußeres Ereignis kann in dieser Region eine Gemütsempfindung auslösen. Aber auch alle emotionalen Qualitäten, wie Wut, Zorn oder Aggression, haben ihre zentrale Vertretung in dieser Hirnregion. Der berühmte Nobelpreisträger W. R. HESS hatte bei Katzen im Hirnstamm durch elektrische Reize spontane Wutausbrüche und aggressives Verhalten gegen nicht vorhandene Feinde auslösen können. Das sind wieder die Regionen, in denen die biogenen Amine als Funktionsüberträgerstoffe gelagert sind und deren Freisetzung aus den Zellen physiologische oder krankhafte Reaktionen auslösen. Es ist daher nicht verwunderlich, daß bei Parkinson-Kranken, die in allen diesen Regionen des Hirnstammes Defekte im Aufbau und Abbau ihrer Überträgerstoffe zeigen, sämtliche Störungen des affektiven und emotionalen Verhaltens in Erscheinung treten. Sie schlafen entweder zuviel oder zuwenig. Sie träumen zu lebhaft. Sie essen viel und werden trotzdem mager. Sie leben lethargisch-apathisch in den Tag hinein, wechseln kaum ein Wort mit ihren Angehörigen, oder sie sind von einer hektischen Getriebenheit, die sich zur Aggression steigern kann, beherrscht.

Die häufigste Form einer affektiven Entgleisung der Parkinson-Kranken besteht in einer depressiven Verstimmung. Die Angehörigen sind meist der Meinung, daß die Patienten über ihren Zustand traurig sind. Der geschulte Nervenarzt weiß aber sehr wohl zwischen einer reaktiven und einer endogenen Depression zu unterscheiden. Die chemischen Veränderungen im Hirnstamm von verstorbenen depressiven Kranken entsprechen weitgehend denen der verstorbenen Parkinson-Kranken. Sie sind nicht so stark ausgeprägt und zeigen vor allem, daß die Beziehungen der einzelnen chemischen Überträgerstoffe zueinander krankhaft verändert sind. Wir haben von einer *Balance dieser Überträgerstoffe* als *Voraussetzung für ein normales seelisches Verhalten* gesprochen. Wenn dieses Gleichgewicht verlorengegangen ist, dann treten krankhafte Verhaltensweisen auf. Eine davon ist die Depression. Besonders ins Auge springend sind solche Depressionsphasen bei Parkinson-Kranken, deren motorische Leistung relativ gut ist und im absoluten Widerspruch zur Quantität der psychischen Beschwerden steht.

Die charakteristischen Symptome der Depression umfassen fast ausschließlich »*Minussymptome*«: Der Patient ist lustlos, freudlos, interesselos, antriebslos, entschlußlos, schlaflos, appetitlos, libidolos usw. Die Angehörigen klagen darüber, daß der Kranke den ganzen Tag apathisch dahindöst und zu keiner Aktivität zu bewegen ist, auch wenn er motorisch dazu imstande wäre. Solche depressiven Phasen sind bei Parkinson-Kranken oft schon 5–10 Jahre vor dem Auftreten der ersten motorischen Symptome zu beobachten. Aber auch im Verlauf der weiteren Krankheit entstehen wiederholt depressive Phasen. Sie sind reversibel, also rückbildungsfähig, und verschwinden nach entsprechender Behandlung nach Tagen oder Wochen. Sie sind auch nicht so hartnäckig wie die echten endogenen Depressionen. Natürlich verschlechtert sich in der depressiven Phase durch den emotionalen Antriebsmangel auch das motorische Leistungsniveau.

In fortgeschrittenen Krankheitsstadien treten beim Parkinson-Kranken häufig Verwirrtheitsphasen auf. Diese werden häufig durch eine zu hoch dosierte Anti-Parkinson-Therapie ausgelöst. Besonders nachts finden sich die Patienten örtlich nicht zurecht und sind auch zeitlich nicht orientiert. Solche Verwirrtheitsphasen ordnete man früher dem Formenkreis der Hirnverkalkung (Arteriosklerose) zu. An sich sind Verwirrtheitszustände unspezifisch, d. h., sie kommen bei verschiedenen entzündlichen und chemischen Störungen bzw. Mangeldurchblutungen zustande. Bei Parkinson-Kranken sind diese psychisch abnormen Phasen charakteristische Krankheitssymptome, die durch chemische Gleichgewichtsstörungen im Hirnstamm zustande kommen. Der Patient sieht im dunklen Zimmer Gestalten, die er verfolgt und die dann plötzlich verschwunden sind. Die Kranken sind dabei wohl ängstlich, aber keineswegs aggressiv. Die Angehörigen sind verständlicherweise mehr bestürzt als die Kranken selbst. Für den Patienten ist nämlich am nächsten Tag dieser Spuk vorüber, und er leugnet den Angehörigen und dem Arzt gegenüber, daß er sinnesverwirrt war. Diese Verwirrtheitsphasen mit *Halluzinationen* (Sinnestäuschungen) sind für die Angehörigen weit schwerwiegender. Man kann sie insofern beruhigen, als diese Störungen nicht – wie bei einer echten Geisteskrankheit – zu einer Progression (Verschlimmerung) neigen.

Eine besondere Denkstörung des Parkinson-Kranken ist die sogenannte *Bradyphrenie* (verlangsamte Denkfähigkeit). Die Urteilsfähigkeit, die Kritikfähigkeit und das Operieren mit geistigen Begriffen sind nicht gestört. Es ist nur wie bei der Akinese der Antrieb – in diesem Fall die Gedankenführung – reduziert. Der Wortfluß ist verlangsamt wie das Gehen bei der Akinese. Das Gedächtnis ist nicht herabgesetzt. Die Konzentrationsfähigkeit ist leichter störbar und die Denkleistungen sind von der Stimmung abhängig. Da die Parkinson-Kranken im allgemeinen älter sind, kommt natürlich die altersbedingte Reduktion der geistigen Leistung genauso häufig vor wie beim gesunden alten Menschen.

Ein gesunder 75jähriger Mensch zeigt beim Sprechen auch eine Verlangsamung sowie Störung der Gedächtnisfunktion und des Denkens. Diese Grundfunktionen des Denkens sind beim Parkinson nicht verändert, sondern es ist nur das Tempo des Denkens und des Erkennungsaktes verlangsamt.

Zusammenfassung

Im Hirnstamm werden alle vegetativen Leistungen, alle affektiven Empfindungen und emotionalen Reaktionen sowie alle Instinktbewegungen und auch die Haltung des Körpers reguliert. Alle unsere Anpassungsleistungen an die Umwelt werden durch chemische Überträgerstoffe ausgelöst. Beim Parkinson-Kranken besteht in den verschiedenen Regionen des Hirnstammes ein charakteristisches Defizit eines oder auch mehrerer Überträgerstoffe. Außerdem ist das für unser angepaßtes Verhalten notwendige Gleichgewicht dieser chemischen Stoffe gestört, so daß es nicht verwunderlich ist, wenn *außer den motorischen Defektsymptomen auch Beschwerden des subjektiven Befindens* auftreten. Das allgemeine Unlustgefühl wurde schon beschrieben. Es gibt jedoch kaum ein krankhaftes Verhalten, das im Rahmen einer Parkinson-Krankheit nicht zur Beobachtung kommt.

Der Parkinson-Kranke hat u. a. auch zuwenig Noradrenalin; die Folge ist ein *niedriger Blutdruck*, der besonders im aufrechten Stand in Erscheinung tritt. Im Liegen oder Sitzen ist der Blutdruck von Parkinson-Kranken und von gesunden Menschen annähernd gleich. Steht aber der Kranke auf, dann sinkt sein Blutdruck ab. Das hat einen Sauerstoffmangel im Gehirn zur Folge, und Schwindel, Benommenheit und Druckgefühl im Kopf treten auf. Meist reguliert sich dieser orthostatische Hypotonus (niedriger Blutdruck im Stehen) nach einigen Schritten ein, und die Kranken können beschwerdefrei gehen. Bei schweren Fällen kann es aber auch zu einem Kollaps, d. h. zu einem Zusammensinken mit kurzer Bewußtlosigkeit kommen.

Die Summe der vegetativen Beschwerden – wie die erwähnten Mißempfindungen der Wärmeregulation (zu heiße oder zu kalte Füße) – und die Summe der vegetativen Schmerzempfindungen (unscharf begrenzte Regionen) gehören zu diesen *Ausgleichsstörungen* (Dekompensationen) *des Hirnstammes*. Aber auch die allgemeine Lethargie und Apathie des Parkinson-Kranken, sein fehlender Schwung, seine fehlende Anteilnahme, seine fehlende Begeisterung sind gleichfalls auf chemische Defekte im Hirnstammbereich zu beziehen. Die besondere *Wetterempfindlichkeit* führt zu einer verschlechterten motorischen Leistung, aber auch zu einem Unbehagen und zu einer Gemütsverstimmung.

Alle aufgeführten Erscheinungen kommen krisenhaft vor. Schweißausbrüche treten unregelmäßig, völlig unabhängig von der Außentemperatur oder von psychischen Erregungen auf. Die Talgproduktion im Gesicht oder der Speichelfluß sind gleichfalls tageweise, ja stundenweise verschieden stark ausgeprägt. Die Massivität dieser Symptome geht meist konform mit der motorischen Leistung und mit der Stimmungslage.

Während sonst bei neurotischen bzw. psychopathischen Patienten häufig eine Flucht in irgendeine Sucht erfolgt, haben wir dies beim Parkinson-Kranken so gut wie nie gesehen. Suchtstoffe vom Alkohol bis Haschisch dämpfen im allgemeinen Erregungsphasen und führen zu einer Entspannung, die lustvoll erlebt wird. Der Parkinson-Kranke ist jedoch charakterisiert durch Minussymptome, d. h., seine Beschwerden entstehen durch einen Mangel an Aktivitätsstoffen. Scheinbar aus diesem Mangel heraus greift er so gut wie nie zu psychisch dämpfenden Medikamenten. – Gerade diese zusätzlichen Verhaltensstörungen der Parkinson-Kranken beeinträchtigen seine Lebensfreude.

Seine Angehörigen können nicht verstehen, warum er in der Nacht 10mal urinieren muß und dauernd die Hilfe einer Pflegeperson benötigt. Die Ehefrauen verstehen nicht, daß der Patient nicht gerade stehen kann. Die weiblichen Parkinson-Kranken, die von ihrem Ehepartner verlangen, daß sie mehrmals während der Nacht im Bett umgedreht werden, weil sie eine Dauerlage nicht aushalten, werden als hysterisch bezeichnet. Für die Angehörigen ist ein Großteil dieser Beschwerden »eingebildet« und dient nur dazu, die Umgebung zu quälen. Die krankhaften Verhaltensweisen des Parkinson-Kranken zeigen, daß das Verhalten in vielen Bereichen von der Funktion des Hirnstammes geprägt und oft nicht in wünschenswertem Ausmaß durch die Hirnrinde korrigiert werden kann.

Gutartiger und bösartiger Krankheitsverlauf

Bei jeder Krankheit – ob Krebs oder multiple Sklerose – gibt es *gutartige (benigne)* und *bösartige (maligne)* Verlaufsformen. Die gleiche Regel gilt für die Parkinson-Krankheit. Bei den über 4000 Parkinson-Kranken, die wir persönlich betreut haben, war eine Einteilung in benigne und maligne Verlaufsformen möglich.

Patienten, die in einem hohen Alter erkranken, sprechen auf eine Behandlung weniger gut an als jüngere Parkinson-Patienten, und natürlich ist bei ihnen auch die Krankheitsdauer kürzer. Jedoch ist das Alter allein nicht in jedem Fall entscheidend. Die Krankheitsdauer zeigte oft deutliche Unterschiede. Die Kranken mit der malignen Form wiesen eine durchschnittliche Krankheitsdauer von 4 Jahren auf, die gutartigen Verlaufsformen eine Krankheitsdauer von 12 Jahren. Die Krankheitsdauer ist somit ein Kriterium, das zum fortschreitenden Abbau der pigmenthaltigen Nervenzellen in direkter Proportion steht. Je rascher die Degeneration fortschreitet, um so kürzer ist die Krankheitsdauer.

Es gibt auch andere Kriterien, nach denen man eine Gruppeneinteilung vornehmen kann. Die Gruppe der benignen Verlaufsformen zeigt ein wesentlich besseres Ansprechen auf die Dopabehandlung. In den ersten 2 Behandlungsjahren zeigen diese Kranken eine durchschnittliche Verbesserung ihrer motorischen Leistungsfähigkeit um 40% an. Erst nach 9 Jahren wurde im Durchschnitt der Leistungsstand wie zu Beginn der Behandlung erreicht. Die bösartigen Fälle zeigten am Beginn nur eine 14%ige Verbesserung, und nach 3 Jahren Behandlung war der Ausgangszustand wieder erreicht. Die gute Ansprechbarkeit auf die Dopabehandlung ist ein günstiges Zeichen für den Kranken. Er braucht sich nicht sofort auf ein Leben im Krankenstuhl einzustellen.

Welchen Rat können wir den Kranken geben, die unzureichend auf die Dopamedikation reagieren?

Man muß ihnen erklären, daß sie nur mehr eine geringe Anzahl von pigmenthaltigen Nervenzellen in der Substantia nigra haben und daher eine Dopazufuhr nicht mehr verwertet werden kann. Die Folge ist eine nur geringe Verbesserung der klinischen Ausfallserscheinungen, insbesondere der Akinese. Der beste ärztliche Ratschlag geht dahin, daß man solchen Kranken eine Lebensführung empfiehlt, die sie möglichst ohne Medikamente bewältigen können. Eine Steigerung der Dopadosis führt nur zur rascheren Progression der Krankheit.

Eine Alternative ist die Anwendung von Amantadinen oder die - nur an einer Klinik durchführbare - subcutane Behandlung mit einer Apomophinpumpe (Apomorphin ist ein dopaminerger Rezeptor-Agonist).

Die malignen Fälle zeigen schon nach durchschnittlich 2,5 Jahren Nebenwirkungen wie Hyperkinesen. Die benignen Fälle weisen solche erst nach 5-10 Jahren auf. Bei den bösartigen Verlaufsformen geht eine große Anzahl der Nervenzellen in der Substantia nigra zugrunde. Je größer der Zellschwund in dieser zentralen Schaltstelle ist, um so unvollkommener kann durch Feedbacksteuerung die Balance der biogenen Überträgerstoffe (Transmitter) und damit das Auftreten von unerwünschten Nebenwirkungen hintan gehalten werden. Die gleiche Relation ergibt sich beim Auftreten der Dopapsychosen. Sie erscheinen bei den gutartigen Fällen erst nach 5jähriger Behandlungsdauer, bei den bösartigen schon nach 2,5 Jahren.

Auch das Auftreten von On-off-Effekten bzw. von akinetischen Krisen kann bei den benignen Fällen nach 5-10 Jahren, bei den malignen schon nach 2,7 Jahren beobachtet werden. Diese Zahlen sind statistische Mittelwerte und sollen die Kranken in keiner Weise beunruhigen. Wenn z.B. Dopa zu hoch dosiert wird, können auch bei den gutartigen Verlaufsformen Hyperkinesen schon nach 2 Jahren auftreten. Bei solchen Patienten empfiehlt es sich zunächst, die Dopadosis zu reduzieren. Statt einer Medikation von 3mal täglich Madopar 250 geht man auf Madopar 3mal 125 zurück. Gerade an diesem Beispiel sieht man, wie zurückhaltend man mit der Dopadosierung sein muß. Man darf bei der Parkinson-Krankheit nicht an einen Soforterfolg denken, sondern muß einen langen Krankheitsverlauf mit optimal erhaltener Lebensqualität anpeilen.

Daher sind alle Maßnahmen, die einen optimalen Bewegungseffekt mit minimalen Dosen erzielen, wie die Kombination von Dopa mit Benserazid bzw. Carbidopa und die Zugabe von Deprenil, Amantadinsulfat oder dopaminergen Agonisten, so segensreich, weil sie unseren Erfahrungsgrundsätzen entsprechen.

Die *Erfahrungsgrundsätze* kann man wie folgt zusammenfassen:

- so gering wie notwendig das Dopa verabreichen, um das defekte Enzymsystem in der Substantia nigra nicht zu überlasten;
- lieber auf grandiose Bewegungserfolge verzichten und durch niedriges Dopaangebot die Dopaminsynthese in der Nervenzelle lange erhalten;
- Kombination mit anderen Anti-Parkinson-Mitteln;
- die Belastungen durch das Milieu, z.B. durch Klima, Streß usw., so gering wie möglich halten.

Behandlung durch Medikamente

Einleitung

Das Normalverhalten des Menschen hat ein Gleichgewicht der verschiedenen chemischen Überträgerstoffe zur Voraussetzung. Wenn nun durch einen Defekt in einer Nervenzelle eine reduzierte Menge des Überträgerstoffes zur Verfügung steht, dann wäre es logisch, dieses Defizit durch eine Medikation auszugleichen. Die Schwierigkeit besteht im allgemeinen darin, primär festzustellen, welcher Überträgerstoff fehlt. Dieses Ziel ist bei der Parkinson-Krankheit einigermaßen erreicht. Dem Bestreben, die fehlenden Überträgerstoffe zu ersetzen, setzt die sogenannte Blut-Hirn-Schranke eine relative Sperre entgegen. Nicht alle im Blut vorhandenen chemischen Moleküle dringen durch diese Schranke in das Hirngewebe, d.h. in die Nervenzellen ein. Zur Erhaltung der spezifischen Hirnfunktion ist diese Schutzbarriere von entscheidender Bedeutung. Verschiedene Überträgerstoffe wie Noradrenalin, Dopamin, Serotonin, aber auch γ-Aminobuttersäure passieren die Blut-Hirn-Schranke nicht, wohl aber die Precursoren, d.h. die Vorstufen. Diese Vorstufen sind Aminosäuren, aus denen ein Enzym das biogene Amin, also den wirksamen Überträgerstoff, aufbaut. Das Enzym Decarboxylase baut aus L-Dopa Dopamin, den wirksamen Überträgerstoff, auf. Desgleichen baut die Tryptophandecarboxylase aus der Aminosäure 5-Hydroxytryptophan das Serotonin auf, den Überträgerstoff für Schlaf und für Verdauungsfunktionen. Dopamin, der physiologische Bewegungsstoff, fehlt im Hirnstamm des Parkinson-Kranken. Es war naheliegend, diesen Mangel durch Zufuhr der Vorstufe L-Dopa auszugleichen. Nun besteht, wie wir gehört haben, im Organismus ein Gleichgewicht zwischen den verschiedenen Überträgerstoffen, auch zwischen dem dopminergen und glutaminergen System, ähnlich dem Gleichgewicht der verschiedenen Planeten in einer Galaxie.

Wenn beim Parkinson ein Dopaminmangel im Gehirn durch L-Dopa aufgefüllt wird, dann wird im Idealfall die Folge des Dopaminmangels, nämlich die Bewegungsverlangsamung, beseitigt oder verbessert. Ist die Dosis aber zu hoch, dann entstehen unwillkürliche Überschußbewegungen (Hyperkinesen) als Nebenwirkung, d.h., das Defizit an Dopamin mit dem Minussymptom Bewegungsverlangsamung (Akinese) wird durch Überladung der unzureichenden Dopaminmenge und L-Dopa in das Plussymptom der Hyperkinese verwandelt (konvertiert).

Die erste Schwierigkeit der Behandlung liegt somit darin, eine *individuelle Ersatzdosis* oder Substitution für den einzelnen Patienten zu finden. Eine zweite Schwierigkeit liegt in der Eigenschaft des Parkinson-Kranken, eine eingeschränkte Verträglichkeit für gewisse Medikamente zu entwickeln. Verabreicht man z.B. einem gesunden Menschen L-Dopa, dann kann man auch bei höchsten Dosen keine Überschußbewegungen (Hyperkinesen) oder psychische Veränderungen erzeugen, d.h., der Gesunde hat Feedbackmechanismen, mit denen er die angestrebte Mittellage aufrechterhält.

Das Eiskastenprinzip basiert z.B. auf einem Feedbacksystem (Selbstregulierung). Ein Fühler registriert die Temperatur im Eiskasten. Steigt die Temperatur an, dann meldet der Fühler einem Zentrum (dem Motor) diesen Fehlstand. Der Motor springt nun an und senkt die Temperatur bis zum gewünschten Niveau. Ein Fühler meldet dies wieder dem Motor, der sich daraufhin ausschaltet. Dieses Prinzip einer Selbstregulierung besteht auch in jedem lebenden Organismus. Man nennt es *Biofeedback*. Die Konstanterhaltung der Körpertemperatur wird mit Biofeedbackmechanismen reguliert. Ist die Körpertemperatur zu niedrig, dann meldet ein Fühler (Rezeptor) diese Fehlhaltung dem Wärmezentrum im Gehirn. Dieses kurbelt die Wärmeproduktion durch Steigerung der Stoffwechselprozesse an. Nach Erreichen des mittleren Pegelstandes der Körpertemperatur wird durch eine Meldung an das Zentrum der chemische Verbrennungsprozeß gebremst. Ist die Temperatur des Organismus zu hoch, dann meldet ein Fühler diesen Zustand gleichfalls dem Wärmezentrum im Gehirn. Dieses versucht durch Anregung einer Schweißproduktion und durch eine Vergrößerung der Wärmeabstrahlung mittels Öffnung der Hautgefäße mehr Wärme an die Umgebung abzustrahlen und damit wieder ein Gleichgewicht herzustellen. Beim Parkinson-Kranken sind diese Biofeedbacksteuerungen defekt. Wie schon im klinischen Abschnitt angeführt, kann der Parkinson-Kranke eine erhöhte Körpertemperatur nur unvollkommen durch Feedbackmechanismen normalisieren.

Diese Unfähigkeit des Parkinson-Kranken, durch Feedbackmechanismen die chemische Balance der verschiedenen Transmitter herzustellen, könnte mehrere Ursachen haben:

1. Die Rezeptoren (Reizaufnehmer) können nur unzureichend Informationen an das Zentrum im Gehirn weiterleiten.
2. Die Nervenzellen können durch fortgeschrittene Zellatrophie (Zellschrumpfung) nicht in der Lage sein, Transmitter freizusetzen.
3. Schließlich könnte auch ein Enzymdefekt die Zurverfügungstellung ausgleichender Transmitter blockieren.

Die dritte Möglichkeit, der Enzymdefekt, ist vermutlich in den früheren Krankheitsphasen am Auftreten der verschiedenen Nebenwirkungen schuld. Durch zu rasche Steigerung der Dopamedikation kann man schon nach kurzer Zeit Überschußbewegungen (Hyperkinesen) erzeugen. Auch On-off-Effekte entstehen bei zu hoher Dopadosierung früher als bei niedriger Dosierung. Erst bei fortgeschrittenem Abbau (Atrophie) der Nervenzellen in der Substantia nigra sind die Produktionsstätten der Überträgerstoffe nicht mehr aktionsfähig. Das Zugrundegehen der melaninhaltigen Zellen in der Substantia nigra führt zu einer Inaktivität der Tyrosinhydroxylase. Durch das Fehlen dieses Enzyms kann aus dem Tyrosin kein Dopa und daher auch kein Dopamin aufgebaut werden. Wenn dieser Synthesevorgang unmöglich geworden ist, dann gibt es auch keine Feedbackregulationen mehr. Nebenwirkungen treten daher um so früher und um so stärker in Erscheinung, je fortgeschrittener die Degeneration der Nigrazellen ist. Wir nehmen an, daß die Defektsymptome der frühen Krankheitsphasen durch einen Enzymmangel (Tyrosinhydroxylase bzw. Dopadecarboxylase) verursacht werden und die Nebenwirkungen der späten Krankheitsphasen durch Strukturdefekte in der Substantia nigra; d. h., nach Zugrundegehen dieser Nervenzellen entstehen durch Dopazufuhr nur Nebenwirkungen, während die primären Parkinson-Symptome durch einen Mangel an verfügbarem Dopa entstehen. Im Verlauf dieses Abschnittes werden wir berichten, daß entscheidende Fortschritte in der Behandlung nicht durch die Dopasubstitution allein, sondern durch die Hemmstoffe bestimmter Enzyme erreicht werden konnten, d. h., wenn die Tyrosinhydroxylase, die an einem entscheidenden Punkt des Dopaminaufbaues tätig ist, beim Parkinson-Kranken ungenügend arbeitet und die Monoaminoxydase, die in der Nervenzelle des Parkinson-Kranken ungestört den Überträgerstoff Dopamin abbaut, gehemmt wird, kann ein Gleichgewicht wieder dadurch hergestellt werden, daß das verminderte Dopamin durch Hemmung des Abbaues längere Zeit verfügbar bleibt.

Natürlich entsteht durch die Feststellung, daß beim Parkinson-Kranken verschiedene Enzyme unzureichend arbeiten, die Frage, wieso und warum? Die Gelehrten haben immer den Ausweg, bei ungeklärter Ursache eine *Vererbung* anzunehmen. Wir haben aber an über 5000 beobachteten Parkinson-Kranken nur bei ganz wenigen Patienten (höchstens 20) eine direkte Vererbung von einer auf die nächste Generation feststellen können. Wir glauben daher, daß wohl eine vererbte Enzymschwäche besteht, die aber bei einem ruhigen, ausgeglichenen Leben nicht zur Parkinson-Krankheit führen muß. Die Zunahme dieser Krankheit auf der ganzen Welt läßt allerdings den Gedanken aufkommen, daß unser modernes Leistungsleben mit dem gesteigerten emotionalen Einsatz bei genetisch Prädestinierten die enzymatische Kapazität des einzelnen derart überzieht, daß sich ein fortschreitendes (progredientes) Leiden mit Degeneration der Nervenzellen entwickelt. Dies gilt ganz besonders für die heute große Anzahl von Hochbetagten. Die klinische Erfahrung zeigt, daß Parkinson-Kranke nach psychischen Belastungen und emotionalem Streß mit einer Verschlechterung ihres Zustandes reagieren. Dieses Verhalten läßt jedenfalls eine *Enzymaufbrauchgenese* möglich, ja wahrscheinlich erscheinen.

Entwicklung der medikamentösen Behandlung

Tab. 2 bringt eine historische Übersicht über die Entwicklung der Parkinson-Behandlung. Man sieht daraus, daß schon im vorigen Jahrhundert mit Belladonna (Tollkirschenextrakt) die Parkinson-Krankheit behandelt wurde. Auch das aus diesen rein pflanzlichen Stoffen hergestellte Atropin wurde als sogenannte *anticholinergische Medikation* verwendet. Diese Mittel bewirken eine Dämpfung des Nervus vagus. Dieser Nervus vagus (»der Umherschweifende«) versorgt von der Pupillenmuskulatur bis zur Darm-und Blasenentleerung sämtliche Organe des Körpers.

Man spricht daher besser vom parasympathischen Nervensystem, das gegensätzlich zum sympathischen Nervensystem funktioniert (Tab. 1, s. S. 11). Das parasympathische System verengt die Pupille, das sympathische System erweitert sie (z. B. bei Angst). Der Sympathikus führt zu einer Beschleunigung der Herztätigkeit, der Nervus vagus zu einer Verlangsamung. Das parasympathische System löst Krämpfe der Bronchialmuskulatur aus (Asthmaanfall), der Sympathikus löst diese Krämpfe. Der Nervus vagus bewirkt eine Freisetzung der Verdauungsfermente und fördert die Peristaltik (Fortbewegung der Speisen im Darmtrakt), der Sympathikus hemmt diese Funktion.

Bei der Parkinson-Krankheit besteht eine Irritation des parasympathischen Systems. Daraus entstehen Symptome wie der vermehrte Speichelfluß, die erhöhte Talgproduktion der Haut (Seborrhoe) und Schweißausbrüche. Diese Symptome können durch anticholinergische Medikamente (z. B. Atropin) unterdrückt werden. Die vegetativen Symptome des Parkinson-Kranken sind auch heute noch mit diesen Medikamenten gut zu beeinflussen. Darüber hinaus sind auch die Plussymptome der motorischen Störung wie Zittern (Tremor) und Muskelkrämpfe (Rigor) durch anticholinergische Stoffe zu bessern.

Plussymptome sind Phänomene, die über dem normalen Pegelstand liegen (Tremor und Rigor), *Minussymptome* liegen unter dem Pegelstand der normalen Funktion (Bewegungsverlangsamung der Akinese). Diese Einteilung in Plus- oder Minussymptome hat insofern eine praktische Bedeutung, weil man damit in der Lage ist, zu entscheiden,

Tab. 2 Zeittafel der Parkinson-Behandlung

1867	Ordenstein, Charcot	Belladonna
1946	Sigwald	synthetische Anticholinergika
1951	Schwab	Apomorphin
1961	Birkmayer, Hornykiewicz	L-Dopa i.v. und oral
1962	Barbeau, Sourkes	L-Dopa oral
1966	Birkmayer	L-Dopa plus Benseracid
1969	Schwab	Amantadin
1972	Birkmayer, Neumayer	L-Tryptophan-Zusatz (Flush, Hitzestauung)
1974	Calne	Dopaminagonisten, Bromocriptin
1975	Birkmayer, Riederer	L-Deprenil, spezifisch wirkender MAO-(Monoaminoxydase-)Hemmer
1976	Horowski	Lisurid
1988	Birkmayer, Birkmayer J. D.	N.A.D.H.

ob man dämpfen oder anregen soll. Das Plussymptom Tremor muß fraglos gedämpft werden, das Minussymptom Akinese muß angeregt werden. In analoger Weise kann man z.B. die Erfolge der stereotaktischen Operation erklären. Durch eine elektrische Verkochung von Nervenzellgruppen in bestimmten Hirnregionen (Nucleus ventralis oralis anterior im Thalamus) können die Plussymptome wie Zittern und Muskelkrämpfe (Tremor und Rigor) zunächst ausgezeichnet beseitigt werden, das Minussymptom der Bewegungsverlangsamung (Akinese) ist natürlich in keiner Weise zu beeinflussen.

Zurück zu den anticholinergischen Medikamenten. Sie sind fast seit 100 Jahren im Gebrauch und sind imstande, einen Teil der Parkinson-Symptome zu neutralisieren. Seit dem Zweiten Weltkrieg stehen synthetisch hergestellte anticholinergische Medikamente zur Verfügung. Diese letzteren erzeugen weniger periphere Nebenwirkungen wie Mundtrockenheit und Stuhlverstopfung.

Tab. 3 Die wichtigsten Anticholinergika in der Intensität ihres therapeutischen Erfolges

Präparat	allgemeine Tagesdosis	Rigorwirkung (Muskelkrampf)	Tremorwirkung (Zittern)
Artane	5–10 mg	gut	mäßig
Cogentin (bzw. Cogentinol)	4 mg	gut	mäßig
Kemadrin	10–20 mg	gut	mäßig
Akineton	4–8 mg	gut	mäßig
Disipal	100–200 mg	gut	mäßig
Tremaril (bzw. Tremarit)	15–30 mg	mäßig	u. U. gut
Rigidyl	50–75 mg	gut	mäßig
Sormodren	2–12 mg	mäßig	gut

Tab. 3 zeigt eine Reihe der gebräuchlichsten anticholinergischen Drogen mit ihren Wirkungserfolgen.

Ein Durchbruch in der Behandlung der Parkinson-Krankheit ergab sich im Jahre 1961 in Wien, als die Verabreichung des Precursors (Vorstufe) L-Dopa gestartet wurde (Abb. 7) (BIRKMAYER).

Wir begannen in Wien zunächst mit *intravenösen (i. v.) Injektionen* und hatten das Glück, schon bei den ersten Patienten die vorzügliche Verbesserung der Bewegungsverlangsamung (Akinese) beobachten zu können. Das lag am speziellen Krankengut des Pflegeheimes Lainz. Die Dosierung der Injektionen betrug 50 mg i. v. Höhere Dosen lösten Nebenwirkungen aus und wurden nicht toleriert. Bei unseren fortgeschrittenen Kranken, die oft jahrelang in unserer Pflege standen, genügten diese geringen Dopamengen, um Effekte zu erzielen. Die Erfolge waren natürlich kurzfristig. Bei *oralen* (zu schluckenden) *Gaben* von 500 mg täglich sahen wir geringere Wirkungen, aber stärkere Nebenwirkungen. Das ist nicht verwunderlich, da das geschluckte Dopa im ganzen Körper (Muskel, Gefäße, Leber, Herz usw.) zu Dopamin umgewandelt wird. Nur 1% gelangt ins Gehirn. Für unsere Patienten mit langer Krankheitsdauer war die Injektionsform erfolgreicher. Erst als wir dazu übergegangen waren, auch ambulante Patienten mit Dopa zu behandeln, sahen wir, daß bei den leichter erkrankten Patienten die orale Behandlung besser vertragen wurde und eine längere Wirkungsdauer

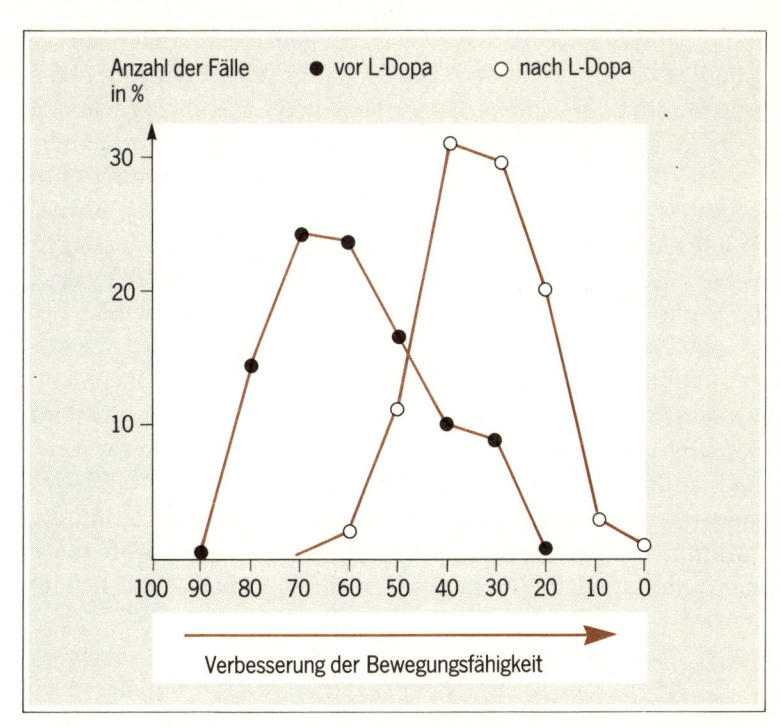

Abb. 7 Verbesserung der Bewegungsfähigkeit nach L-Dopa. ● = vor L-Dopa, ○ = nach L-Dopa. Die untere Skala der Bewegungsfähigkeit geht von 0–100. 0 = vollkommen bewegungsfähig, 100 = vollkommen bewegungsunfähig. Die Anzahl der Fälle ist in % angegeben

aufwies. Bei sehr vielen Patienten löste jedoch die orale Dopaanwendung fallweise sehr unangenehme *Nebenwirkungen* aus (Übelkeit, Erbrechen, Schwindel, Herzstörungen, Schwierigkeiten der Harnentleerung). Das erforderte eine Reduktion der Dosis, gelegentlich sogar den Abbruch der Behandlung. Eine proteinreiche Nahrung (Fleisch) verzögert die Resorption von Dopa. Auch bei leerem Magen stellen sich leichter Nebenwirkungen ein, weshalb eine Zugabe von Milch empfohlen wurde. Eine entscheidende Verbesserung der Toleranz hat aber eine eiweißarme Diät oder die Zugabe von Milch oder Medikamenten, die die Magensäureproduktion reduzieren, nicht gebracht. Nach den ersten Behandlungsjahren (1961–1965) konnte gezeigt werden, daß 30% der Kranken sehr gute Resultate aufwiesen, 30% mäßige und beim Rest keine bemerkenswerten Verbesserungen festzustellen waren (Nonresponders), d. h., 40% der Kranken zeigten keine Effekte oder die Behandlung mußte wegen zu starker Nebenwirkungen abgebrochen werden.

Es ist wesentlich, daß von ärztlicher Seite immer darauf hingewiesen wird, daß die Dopabehandlung *keine Heilung* bringt, sondern lediglich den unzureichend arbeitenden Nervenzellen in der Substantia nigra und im Striatum (Streifenhügel) (Abb. 3, s. S. 12) durch die Zufuhr der Vorstufe Dopa die Dopaminsynthese ermöglicht wird.

Der Wirkungseintritt erfolgt durchschnittlich nach 30–60 Minuten. Die Ursache der Krankheit bleibt allerdings unbeeinflußt. Die Dopatherapie ist somit keineswegs eine kausale Therapie, ebenso wie die Insulinzufuhr beim Zuckerkranken gleichfalls keine Heilung bringt, sondern nur das Symptom des erhöhten Blutzuckers beseitigt. Wenn Parkinson-Kranke fragen: »Wie lange muß ich dieses Medikament nehmen?«, dann soll die Antwort des Arztes lauten: »Hoffentlich lebenslänglich!«

Stellt der Kranke die Frage: »Wird man von dieser Droge nicht abhängig? Man hört doch immer wieder, daß man sich an Medikamente gewöhnt und daß sie dann nicht mehr wirken!«, dann muß der Arzt dem Kranken und seinen Angehörigen den Wirkungsmechanismus der Dopazufuhr erklären. Patienten, die aus irgendwelchen Gründen vorübergehend die Dopabehandlung absetzen, merken nach spätestens 2 Wochen, daß sie diese Droge unbedingt benötigen, da sich ihre Motorik innerhalb dieser kurzen Zeit erheblich verschlechtert hat. Wir empfehlen meist 3–6 Tabletten L-Dopa zu 500 mg täglich. Die leichter befallenen Kranken tolerieren größere Mengen und zeigen daher auch bessere Resultate. Die schwerer betroffenen Patienten zeigen bei höherer Dosierung verstärkte Nebenwirkungen. Dadurch sind einer breiten Anwendung Grenzen gesetzt.

1966 ergab sich ein neuer Durchbruch durch die zusätzliche Verwendung eines *Hemmstoffes der Decarboxylase*. Aus Abb. 4 (s. S. 15) ist ersichtlich, daß das Enzym Decarboxylase aus Dopa Dopamin aufbaut. Zunächst schien es unverständlich, daß ein Hemmstoff dieses aufbauenden Enzyms die Symptome der Parkinson-Krankheit verbessern kann. Die Lösung dieser Frage brachten Forschungsergebnisse von Prof. Dr. A. PLETSCHER aus Basel, der nachweisen konnte, daß dieser Hemmstoff *(Benseracid)* den Aufbau von Dopa zu Dopamin nur in der Peripherie des Organismus blockierte, selbst jedoch nicht ins Gehirn eindrang. Durch diese periphere Blockade kam es zu einem 6fach erhöhten Anstieg der Dopamenge im Gehirn und dadurch zu einem vermehrten Dopaminaufbau. Durch die Blockierung der Dopaminsynthese in der Peripherie (Leber, Herz, Eingeweide usw.) blieben die Nebenwirkungen der reinen L-Dopa-Behandlung fast vollständig aus.

Einen ersten Versuch zwischen 108 Patienten, die mit L-Dopa und 80, die mit Madopar behandelt wurden, zeigt Abb. 8. Insbesondere der Prozentsatz der Patienten mit sehr gutem Erfolg war bei Madopar fast doppelt so hoch, und die Zahl der Non-responders, also der Patienten, die auf das Medikament nicht ansprachen, war bei den reinen Dopapatienten 11% und bei den Madoparpatienten nur 2,5%. Madopar

		L-Dopa plus Benseracid
		2,5%
kein Effekt	11%	13,5%
mäßiger Effekt	25,9%	45%
guter Effekt	40,7%	
		39%
sehr guter Effekt	22,4%	

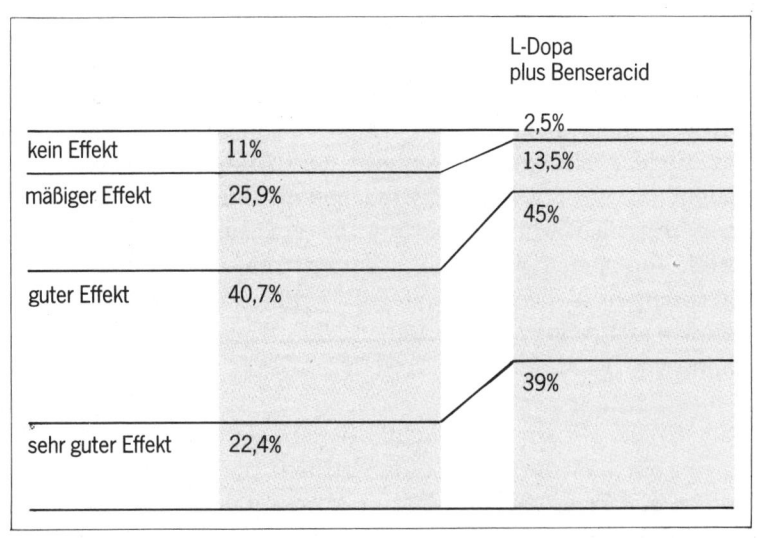

Abb. 8 Verbesserung der Parkinson-Symptome durch Zusatz von Benseracid zur Dopabehandlung. I = eine Gruppe von Patienten, die mit L-Dopa plus Benseracid (= Madopar) behandelt wurden. 1 = kein Effekt, 2 = mäßiger Effekt, 3 = guter Effekt, 4 = sehr guter Effekt

(von der Fa. Hoffmann-La Roche erzeugt) ist eine Mischung von Benseracid (50 mg) und L-Dopa (200 mg) (Madopar 250). Als halbe Dosierung ist auch Madopar 125, als Vierteldosierung Madopar 62,5 im Handel. Die Relation zwischen Benseracid und L-Dopa ist überall gleich, nämlich 1:4. Diese Staffelung erlaubt bei der Behandlung ein langsames Vortasten und – je nach Verträglichkeit und Wirkung – eine allmähliche Dosissteigerung. In Österreich wird Madopar 200/50 (Kapseln und Tabletten), 100/25 (Kapseln) und 50/12,5 (Kapseln) verschrieben. Außerdem Madopar CR 100 mg/25 mg, mit verlängerter Wirkungsdauer, am ehesten für den Abend geeignet.

Ein 2. Präparat ist Sinemet (in Deutschland Nacom genannt). Es wird von der Fa. Sharp & Dohme erzeugt und enthält als Hemmstoff der Decarboxylase Carbidopa (25 mg) plus 250 mg L-Dopa. Außerdem gibt es in Deutschland Nacom 100 (= 25 mg Carbidopa plus 100 mg L-Dopa). In Österreich: Sinemet 25 mg/100 mg Tabletten und Sinemet Retard 50 mg/200 mg Tabletten, letzteres kann in manchen Fällen als Abenddosis gegeben werden.

In einer Vergleichsstudie, die an unserem L.-Boltzmann-Institut für Neurochemie von Dr. PODIWINSKY (klinisch) und von Prof. Dr. P. RIEDERER (biochemisch) zwischen Madopar und Sinemet durchgeführt wurde, ergaben sich bezüglich der Wirkung keine beachtenswerten Unterschiede. Nach unserer persönlichen Erfahrung hat Sinemet häufiger periphere Nebenwirkungen wie Übelkeit und Magenbeschwerden. Das ist jedoch nicht von Bedeutung, da ein Zusatz von Carbidopa diese peripheren Nebenwirkungen beseitigt. Dieses Carbidopa ist in Europa noch nicht erhältlich. Sinemet-Tabs sind vierfach gerillt, so daß man die Tablette in 4 Teile spalten kann und damit zu einer ähnlichen Dosierung kommt wie bei Madopar 62,5.

Die mit dieser Kombinationsbehandlung erzielten Verbesserungen hatten jedoch auch eine Vermehrung der zerebralen *Nebenwirkungen* zur Folge. Sie werden im Abschnitt über die Nebenwirkungen ausführlich angeführt. Hier sei nur kurz erwähnt, daß das im Gehirn vermehrt verfügbare L-Dopa zur Verdrängung des Serotonins aus seinen Nervenzellen führt. Diese Entleerung des physiologischen Entspannungsstoffes führt zu Schlafstörungen, lebhaften Träumen, Erregungszuständen, Angst, im Extremfall zu Verwirrtheit, Sinnestäuschungen und Wahnideen. Als bekannt wurde, daß Dopa im Gehirn das Serotonin aus seinen Lagerstätten entfernt, versuchten wir den umgekehrten Weg und verabreichen bei leichten Störungen Tryptophan, die Vorstufe von Serotonin.

Abb. 4 zeigt ein Schema des Aufbaues der biochemischen Überträger im Nervensystem (s. S. 15). Die biogenen Amine Dopamin und Noradrenalin werden in den entsprechenden Nervenzellen aus den Vorstufen Tyrosin und Dopa aufgebaut. Die entsprechenden Enzyme, die diesen Aufbau tätigen, sind die Tyrosinhydroxylase und die Dopadecarboxylase. Die biogenen Überträgerstoffe werden dann in den Nervenzellen in Form von Vesikeln (Bläschen) gelagert. Die Monoaminoxydase (Abb. 6, s. S. 19) baut innerhalb der Zelle überschüssige Überträgerstoffe ab. Dadurch wird das Gleichgewicht zwischen den einzelnen Transmitterstoffen aufrechterhalten.

Unter der Voraussetzung, daß die Tyrosinhydroxylase bei der Parkinson-Krankheit ungenügend aktiv ist, während die Monoaminoxydase bei der Parkinson-Krankheit im normalen Ausmaß die biogenen Überträgerstoffe in der Nervenzelle abbaut, war es naheliegend, einen Versuch zu unternehmen, das aus diesem Mißverhältnis entstehende Defizit an Dopamin, aber auch an Serotonin und Noradrenalin, durch Blockierung der Monoaminoxydase ins Gleichgewicht zu bringen. Solche Versuche waren schon 1961 gestartet. Die damals verfügbaren Hemmstoffe der Monoaminoxydase brachten in Kombination mit L-Dopa wohl eine verbesserte Motorik, aber eine Reihe von unliebsamen Nebenwirkungen, wie Verwirrtheitsphasen, Halluzinationen und Wahnideen. Zunächst wurde diese Kombinationsbehandlung daher unterbrochen. In den folgenden Jahren konnte gezeigt werden, daß es verschiedene Typen von Monoaminoxydasen gibt und auch verschiedene Hemmstoffe.

Der ungarische Pharmakologe J. KNOLL entdeckte einen Stoff, der ausschließlich den Abbau von Dopamin in der Zelle blockiert. Der Name dieser Droge ist Deprenil. Es war naheliegend, dieses Medikament als Zusatz zu Madopar bzw. Sinemet zu versuchen. Schon die ersten Erfolge waren positiv. Die guten Ergebnisse wurden an zahlrei-

Behandlung durch Medikamente

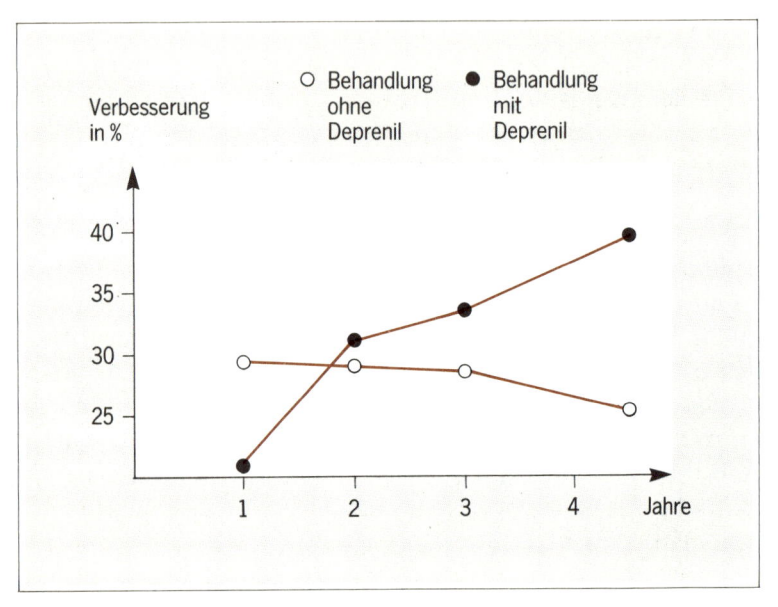

Abb. 9   Verbesserung der motorischen Leistungsfähigkeit nach 4jähriger Behandlung mit Madopar plus Deprenil. Die Gruppe der nur mit Madopar behandelten Fälle zeigt ein leichtes Absinken im 4. Jahr. ○ = Behandlung ohne Deprenil, 6 ● = Behandlung mit Deprenil

chen Kliniken der Welt bestätigt. Schon in den ersten Monaten der Behandlung zeigt sich bei einem Deprenilzusatz zur Dopamedikation eine höhere Wirksamkeit als ohne Deprenil. Während die Madoparwirkung im Lauf der Jahre an Wirkung verliert, nimmt die motorische Leistungsfähigkeit durch die mit Deprenil kombinierte Behandlung sogar zu (Abb. 9). Schließlich konnte gezeigt werden, daß Kranke, die über 8 Jahre mit Madopar behandelt wurden und die eine durchschnittliche Verbesserung ihrer motorischen Leistungsfähigkeit um 33% erzielt hatten, durch Deprenilzusatz in den folgenden drei Jahren noch eine Verbesserung auf 42% erreichten (Abb. 10). Am Beginn der On-off-Phasen ist der Zusatz von Deprenil zur Dopabehandlung ebenfalls erfolgreich, d.h., Phasen einer vorübergehenden Bewegungsblockade können durch Deprenil aufgehoben bzw. zeitlich und intensitätsmäßig reduziert werden. Diese Wirkung hält natürlich nur solange an, wie noch genügend Nervenzellen vorhanden sind, die den Aufbau von Dopamin bewerkstel-

Entwicklung der medikamentösen Behandlung 57

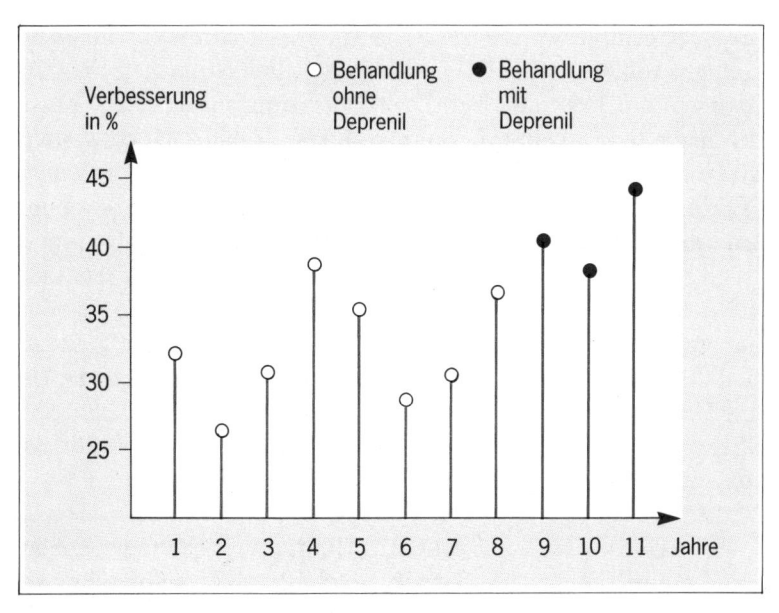

Abb. 10 150 Parkinson-Kranke wurden 8 Jahre lang mit Madopar behandelt. Die Besserungen betrugen im Schnitt 33%. Nach 8 Jahren wurde die Behandlung mit Deprenilzusatz bei denselben Patienten fortgesetzt. Dadurch kam es zu einer Besserung von 42%. ○ = Behandlung ohne Deprenil, ● = Behandlung mit Deprenil

ligen können. Da der Neugeborene rund 500000 pigmenthaltige Nervenzellen in der Substantia nigra hat, der Erwachsene 150000, der Parkinson-Kranke aber nur über 60000 verfügt, ist mit zunehmender Degeneration eine andauernde Verminderung anzunehmen. Schließlich fallen die dopaminproduzierende Zellen völlig aus, und in dieser Phase ist natürliche jede Dopatherapie mit oder ohne Decarboxylasehemmer, mit oder ohne Deprenilzusatz wirkungslos.

Eine Stufe der therapeutischen Entwicklung muß noch angeführt werden. Das Schema der chemischen Energieübertragung für biogene Amine (Abb. 6, s. S. 19) zeigt, daß im wesentlichen der präsynaptische Anteil bei der Parkinson-Krankheit geschädigt ist. Der englische Neurologe Dr. CALNE zeigte 1974 erstmals, daß es Stoffe gibt, die ausschließlich den Dopaminrezeptor stimulieren, d. h. anregen. Von drei Stoffen (Bromocriptin, Piperidin und Lergotril) ist praktisch nur das

Bromocriptin verwendbar, da die anderen Drogen zu starke Nebenwirkungen auslösen. Bemerkenswert ist, daß *Bromocriptin* (Umprel, in Deutschland Pravidel, Tabl. à 2,5 mg, Kapseln à 10 mg) nach unserer Erfahrung erst in einer Krankheitsphase günstig wirkt, wenn die Dopawirkung nachläßt oder gänzlich ausbleibt. Es wäre naheliegend, die Parkinson-Behandlung mit anticholinergischen Medikamenten plus Amantadin (Symmetrel, PK-Merz, Hofcomant) plus L-Dopa plus Deprenil zu beginnen und vom Beginn an schon Umprel zuzusetzen. Das hat sich jedoch keineswegs bewährt. Die Nebenwirkungen der normalen Dopamedikation werden durch Umprelzusatz wesentlich verstärkt, ohne daß die motorische Leistungsfähigkeit verbessert würde. Der Zusatz von Umprel ist daher erst in Krankheitsphasen erfolgreich, wenn die Effektivität der Dopaverabreichung beträchtlich nachläßt oder völlig ausbleibt.

Es ist aber sehr erstaunlich, daß völlig unbewegliche Parkinson-Kranke, die auf eine Dopamedikation nicht mehr reagieren, durch Umprelbehandlung im Schnitt eine 20%ige Verbesserung der fast völlig aufgehobenen Leistung erreichen konnten. Einen ähnlichen Effekt sieht man auf P. K. Merz bzw. Hofcomant.

Generell möchten wir unsere Erfahrungen dahingehend präzisieren, daß etwa 30% der terminalen (in der Endphase befindlichen) Kranken auf Umprel gut ansprechen und eine deutliche Verbesserung zeigen. Beim Rest überwiegen die Nebenwirkungen, besonders das Absinken des Blutdruckes, aber auch Hyperkinesen und psychische Störungen (Verwirrtheit, Halluzinationen). Diese Nebenwirkungen erfordern eine Reduktion des Medikamentes. Prinzipiell soll man beim Umprel genauso wie beim L-Dopa vorgehen: anfangs niedrig dosieren, etwa 3mal eine halbe Tablette Umprel zu 2,5 mg täglich, dann allmählich steigernd bis auf 6mal 10 mg täglich. Die Dopadosis kann entsprechend verringert werden auf 3mal Madopar 125 oder 3mal ein halbes Sinemet täglich. Wenn durch das völlige Absetzen von Dopa keine Leistungsverminderung entsteht, dann kann es völlig wegbleiben.

In einer langjährigen Studie wurde nachgewiesen, daß Patienten mit der Kombination Madopar und Pravidel (= Bromocriptin = Umprel) weniger häufig an Herzkomplikationen sterben als solche Parkinson Patienten, die höhere L-Dopa-Dosen ohne Begleitmedikation einnahmen. Pergolide ist ebenfalls ein Dopaminagonist mit langer Wirkungsdauer. Es ist aber in Mitteleuropa noch nicht im Handel.

In letzter Zeit wurde ein neuer Dopaminagonist mit dem Namen Dopergin mit gutem Erfolg in die Therapie eingeführt. Eine Tablette Dopergin enthält 0,2 mg Lisurid, und man sollte mit ½ Tabl. beginnen und langsam um ½ Tablette steigern bis zunächst auf etwa 3–6 Tabl. pro Tag. Dem Dopergin verwandt ist das Tergurid. Dieses hat zwar eine schwächere Anti-Parkinson-Wirkung, aber nur minimale Nebenwirkungen und scheinbar einen psychoseverhindernden Effekt. Leider ist es bisher nur in Tschechien unter dem Namen Mysalfon 0,5 im Handel.

Als Basismedikation ist Amantadinsulfat (PK-Merz, Hofcomant), Tabl. à 100 mg, ein verläßliches, mit wenig Nebenwirkungen behaftetes Anti-Parkinson-Mittel, das vor allem nicht zu motorischer Übererregbarkeit führt.

Behandlung der motorischen Störungen

Vorübergehende stundenweise Bewegungsblockaden werden als On-off-Phasen bezeichnet. Wenn die zeitliche Dauer dieser völligen Bewegungsblockierung einen Tag oder mehrere Wochen anhält, verwenden wir den Terminus: akinetische Krisen (DANIELCZYK).

Diese akinetischen Krisen sind an sich das Symptom eines weit fortgeschrittenen Krankheitsstadiums. Die Kranken können sich nicht einmal im Bett bewegen, können nicht mehr schlucken und sprechen, so daß eine Infusionsbehandlung notwendig ist. Wir verabreichen meist PK-Merz- oder Hofcomant-Infusionen, allein oder in Kombination mit 50 mg Larodopa plus 2 Nootropilampullen (in Deutschland Normabrain). Diese *Infusionen* müssen täglich verabreicht werden. Beim erstmaligen Auftreten solcher akinetischen Krisen läßt sich die Bewegungsblockierung meist völlig beheben. Der Arzt und die Angehörigen müssen jedoch wissen, daß eine akinetische Krise immer das Endstadium der Krankheit anzeigt.

Professor Dr. RIEDERER konnte am Boltzmann-Institut für Neurochemie in Wien zeigen, daß in der Substantia nigra normaler Menschen über 3000 Nanogramm Dopamin im Striatum vorhanden sind. Parkinson-Kranke, die im Laufe ihrer Krankheit an einer Grippe oder einem Herzversagen verstorben sind, hatten immerhin noch 300 Nanogramm und Kranke, die in einer akinetischen Krise verstorben sind, nur mehr 5–10 Nanogramm (1 Nanogramm = 1 milliardstel Gramm). Aus diesen Ergebnissen geht hervor, daß infolge der Zellatrophie ein völliger Zusammenbruch der Dopaminsynthese entsteht, der als Folge eine völlige Unmöglichkeit der aktiven Beweglichkeit nach sich zieht. Kranke wie Angehörige sind darüber zu informieren, daß alle Belastungen, wie Reisen, aber auch motorische Überanstrengungen, natürlich auch die üblichen Infektionen, zu vermeiden sind, da erfahrungsgemäß eine der folgenden akinetischen Krisen zum Tode führt.

Das zu betonen erscheint uns wesentlich, da nicht allzu selten Patienten oder deren Angehörige in solchen akinetischen Krisen den Wunsch nach einer speziellen Badekur oder einem speziellen Klimaaufenthalt äußern. Jede Umstellung ist für solche Patienten ein neuer Streß und absolut zu vermeiden.

Behandlung der vegetativen Störungen

Die Behandlung der vegetativen Plussymptome, wie Speichelfluß, Schweißausbrüche, Seborrhoe (Talghaut), sind durch *anticholinergische Drogen* hinreichend zu kompensieren. Bewährt haben sich etwa Akineton retard 5 mg (2mal täglich), und Sormodren (3mal eine halbe bis 3mal eine ganze Tablette täglich). Alle anticholinergischen Medikamente lösen als Nebenwirkung eine Mundtrockenheit aus, die der Patient dann in Kauf nimmt, wenn auch eine Zielwirkung gegeben ist. Mit Kaugummi oder mit Bonbons ist die Mundtrockenheit gut zu neutralisieren.

Wie ausgeführt, kann der Parkinson-Kranke Hitze schlecht vertragen. Seine physikalische Wärmeabgabe ist durch den Serotoninmangel und der daraus resultierenden ungenügenden Erweiterung der Hautgefäße unzureichend. Bei heißem Milieu, besonders im Sommer, aber auch in überhitzten Räumen, fühlt sich der Patient sehr unbehaglich. Bei solchen Beschwerden empfiehlt sich die Gabe von 3mal 125 bis 3mal 250 mg *L-Tryptophan* zur üblichen Dopamedikation. In den heißen Sommermonaten wird dies als sehr angenehm empfunden.

Ein vegetatives Symptom, das gar nicht selten auftritt, sind Knöchelödeme. Diese Schwellungen haben nichts mit einer Herzschwäche zu tun, sondern sind – unserer Meinung nach – ein Effekt der Serotoninentleerung in der Peripherie durch L-Dopa, aber auch durch Amantadin. Sie kommen bei Parkinson-Kranken allerdings auch ohne Dopa- oder Amantadinbehandlung vor als Symptom eines übererregten parasympathischen Systems. Am Anfang sieht man gelegentlich durch *Tryptophanbehandlung* (3mal 500 mg täglich) eine Besserung. Auch Entwässerungen mit *Lasix* bzw. durch *Moduretic* bringen die Ödeme zum Verschwinden.

Wenn die Ödeme allerdings derb und hart sind, sind sie nicht mehr zu beseitigen. Am wohlsten fühlen sich solche Kranke nach einer Streichmassage. Diese Ödeme stehen jedoch subjektiv nicht im Mittelpunkt des Beschwerdebildes, da sie keine Schmerzen auslösen und keine Funktionseinbuße mit sich bringen.

Behandlung der psychischen Störungen

Die Behandlung der psychischen Funktionsstörungen betrifft zunächst die im Krankheitsverlauf mehrfach auftretenden depressiven Phasen. Im Vordergrund stehen die Minussymptome des Vitalitätsverlustes, außerdem eine pessimistische Grundhaltung mit vielfältigsten hypochondrischen Klagen, Schlafstörungen, Angst, ja Ratlosigkeit. Als Ursache nehmen wir eine Gleichgewichtsstörung im System der biochemischen Überträgersubstanzen an, und zwar in verschiedenen Regionen des Hirnstammes.

Die antidepressive Behandlung hat sich nach den Zielsymptomen zu richten, d.h., herrscht eine morgendliche Antriebsschwäche vor, dann steht eine Medikation von *aktivierenden antidepressiven Drogen* im Vordergrund, etwa Tofranil (2mal 10–25 mg täglich). Mit wenig Nebenwirkungen ist die antidepressive Therapie mit Fluctine® à 20 mg einmal morgens verbunden. Steht die Unruhe, Angst und Schlaflosigkeit im Vordergrund, dann müssen *sedierende (beruhigende) Antidepressiva* verabreicht werden, etwa Tryptizol (3mal täglich 10 mg) bzw. Saroten oder Ludiomil (in gleicher Dosierung). Bei besonderer Angst und innerer Unruhe, kombiniert mit Schlaflosigkeit und lebhaften Träumen, geben wir abends Temesta (in Deutschland Tavor) (1–2,5 mg) oder Valium (5 mg) oder Lexotanil (3 mg). Wir pflegen diese antidepressive Medikation in reduzierter Weise meist über Jahre fortzusetzen. Die motorischen Minussymptome werden dadurch kaum beeinflußt. Aber pseudoneurotische bzw. psychopathische Entgleisungen der Parkinson-Kranken werden sichtlich neutralisiert. Ein Absetzen ist nur beim Auftreten von Herzbeschwerden (Tachykardie, Rhythmusstörungen, Druckgefühl in der Herzgegend) ratsam.

Durch eine zusätzliche antidepressive Behandlung über Jahre hinweg ist das Befinden chronisch Parkinson-Kranker wesentlich ausgeglichener. Das wird nicht nur vom Kranken, sondern auch von seiner Umgebung bestätigt.

Das geistige Minussymptom, die verlangsamte Denkfähigkeit (Bradyphrenie), hängt vom Ausmaß der gesamten Hirnatrophie ab. Die Patienten mit gutartigem Krankheitsverlauf lassen sie oft kaum erkennen, die bösartigen Verlaufsformen zeigen sie in einem Ausmaß, daß der Laie an einen arteriosklerotischen Abbauprozeß denkt. Diesen Ausfall von Hirnzellen kann man durch keine Behandlung rückgängig machen. Aber die Tätigkeit der noch vorhandenen Zellen kann man mit bestimmten Drogen verbessern und dadurch eine Leistungssteigerung erzielen. Solche Medikamente sind: *Encephabol forte* (morgens und mittags eine Tablette) oder *Normabrain Nootropil* (3mal täglich 1–2 Kapseln). Durch eine monatelange Behandlung sieht man eine beschleunigte Denkfähigkeit, eine bessere Urteils- und Kritikfähigkeit. Der verbliebene Denkrest kann rascher und umfangreicher in Leistung umgesetzt werden. Das raschere Reagieren auf Fragen der Umgebung wird vom Pflegepersonal sehr positiv beurteilt. Es ist eine schwere Belastung für das Pflegepersonal oder auch für Familienangehörige, Fragen an den Kranken mehrere Male vortragen zu müssen, ehe sie eine entsprechende Antwort erhalten. Zu einer psychosomatischen Aktivierung kam es bei 60 Patienten an der Neurologischen Abteilung des P. H. Lainz, durch tgl. 10–30 mg Memantine (Akatinol) Tabletten, ein Amantadinpräparat, das in Deutschland, aber noch nicht in Österreich im Handel ist.

Praktische Ratschläge zur Durchführung der medikamentösen Behandlung

Behandlung leichter Fälle

Bei geringen Bewegungsbehinderungen (20% Einbuße) wird im allgemeinen begonnen mit

Madopar 62,5 (3mal täglich 1 Kapsel) oder
Nacom (Sinemet) (3mal ¼ Tablette täglich).

Bei unzureichendem Erfolg steigern wir die Medikamentation auf:

Madopar 125 (2mal täglich, morgens und mittags) oder
Nacom (3mal ½ Tablette täglich) und setzen
Deprenil (5 mg einmal täglich) hinzu.

Diese Dosierung ist bei den meisten Patienten über Jahre hindurch (2–5 Jahre) ausreichend.

Behandlung mittelschwerer Fälle

Patienten, deren Bewegungseinbuße 30–60% beträgt, die sich also noch selbst waschen und anziehen können, aber beim Gehen, Aufstehen, beim Essen und bei handwerklichen Verrichtungen Schwierigkeiten haben, steigern wir auf:

Madopar 125 (4 Kapseln täglich) bzw.
Nacom 100 (3–6mal eine Tablette täglich oder Sinemet 3mal 1 Tablette) und geben
Deprenil (2 Tabletten zu 5 mg täglich) hinzu.

Eventuell kann eine Amantadinbehandlung in diesen Fällen auf (4–6 Tabletten PK-Merz) zugesetzt werden.

Solche Patienten sind meist nicht mehr berufstätig, aber sie sind imstande, alle Handlungen zu ihrer Selbstpflege ohne Hilfe zu vollziehen. Viele dieser Patienten können sich nach der ersten morgendlichen Madoparkapsel 3–4 Stunden bewegen. Nach dem Mittagessen kommt die bekannte Off-Blockade. Am Beginn des Auftretens solcher Bewegungsblockaden kann man mit einer Tablette *Deprenil* diesen Off-Effekt meist durchbrechen. Gelingt dies nicht, dann soll der Patient sich während der Off-Phase hinsetzen oder niederlegen und warten, bis spontan die Beweglichkeit wiederkommt. Die Patienten schildern die Wiederkehr der aktiven Beweglichkeit sehr plastisch: »Es fließt vom Kopf bis zu den Füßen Kraft in den Körper und dann merkt man, daß man wieder aufstehen kann.«

Nach neueren Erkenntnissen kann die Entwicklung solcher Fluktuationen der Beweglichkeit deutlich vermindert werden, wenn L-Dopa bereits frühzeitig mit Dopaminagonisten wie Dopergin oder Pravidel (Umprel) oder aber auch mit PK-Merz (Hofcomant kombiniert wird).

Es gibt aber auch Patienten, die besonders morgens schlecht gehen können und erst am Nachmittag über eine fast normale Beweglichkeit verfügen. Solche Patienten bekommen:

Madopar 250 (je eine Kapsel morgens und mittags) bzw.
Nacom oder Sinemet (je eine Tablette morgens und mittags),
zusätzlich
Deprenil (1 Tablette zu 5 mg morgens).
Abends genügt für diese Patientengruppe *Madopar 125* (1 Kapsel).

Die geschilderte Aktivitätsrhythmik entspricht der typischen abendlichen Remission (Rückgang) der endogenen Depressionen. Die Patienten nehmen daher am Abend nur eine kleine Dosis oder sie lassen das Dopa abends gänzlich weg.

In den heißen Sommermonaten geben wir bei hitzeempfindlichen Patienten vorbeugend

L-Tryptophan (125–250 mg, 3mal täglich).

Die Kranken fühlen sich unter dieser Zusatzbehandlung wesentlich wohler in ihrem Allgemeinbefinden. Auf die Bewegungsbehinderung hat Tryptophan keinen Einfluß.

Treten im Verlauf der Parkinson-Krankheit depressive Symptome auf, dann verabreichen wir morgens antriebssteigernde Antidepressiva, z. B.

Fluctine (20 mg), abends beruhigende Medikamente wie
Saroten (10–25 mg) oder
Tryptizol (10–25 mg).

Mit dieser Kombinationsbehandlung gelingt es, eine 20%ige Symptomverbesserung für 5–7 Jahre zu erzielen.

Die Medikation mittelschwerer Fälle ist in Tab. 5 nochmals zusammengefaßt.

Behandlung schwerer Fälle

Bei Schwerkranken, die eine Leistungseinbuße von 60–90% aufweisen, versuchen wir einen Start mit Umprel (Pravidel) (2,5 mg täglich, Steigerung je nach Verträglichkeit pro Woche um ½ Tablette, bis eine optimale Dosierung von 3–4mal 10 mg erreicht ist, oder Dopergin 0,2 mg, beginnend mit ½ Tablette, wobei eine raschere Steigerung auf 1–2 mg möglich ist.

Die Reduzierung der Dopa Dosis ist zweckmäßig, z. B. auf Madopar 125, 3mal täglich. Die PK-Merz (Hofcomant) Dosierung sollte 5 bis 6 Tabletten pro Tag erreichen.

Bei Angst, Erregung, Schlaflosigkeit und lebhaften Träumen verwenden wir zusätzlich *L-Tryptophan* (250 mg, 3mal täglich).

Durch diese zusätzliche Tryptophandosis ist es möglich, die Wettbewerbsverhältnisse zwischen Dopamin und Serotonin im Nervensystem auszubalancieren, bevor durch die Serotoninentleerung psychotische Nebenwirkungen entstehen.

Die Behandlung der akinetischen Krisen mit *PK-Merz-* bzw. *Hofcomant-Infusionen* wurde schon angeführt. Bei stationärer Behandlung besteht die Möglichkeit von Apomorphin Infusionen.

Bei den akinetischen Krisen darf natürlich die Pflege nicht vernachlässigt werden. Durch häufiges *Umlagern* (Lagewechsel von der linken zur rechten Seitenlage) muß dem drohenden Dekubitus vorgebeugt werden. Durch Anlegung eines Katheters muß die Harnentleerung reguliert werden, damit keine aufsteigenden Infektionen entstehen.

Durch *Massagen* können die schmerzhaften Krämpfe gelindert werden. Die Behandlung dieser schwierigen Komplikation ist natürlich Spezialabteilungen vorbehalten.

Neue Gesichtspunkte in der medikamentösen Behandlung

Zwei prinzipielle Wege gibt es:

1. eine Substitution der unzureichend vorhandenen Überträgersubstanz *Dopamin* durch deren Vorstufe *L-Dopa*.
2. Zusätzliche Maßnahmen zur optimalen Verwertung des synthetisierten Dopamin.

Da eine bessere Substitution zur Dopamin Synthese als durch L-Dopa nicht existiert, beginnen wir bei jedem Parkinson-Patienten mit niedrigen Dosen. (*Madopar* 62,5, 2 × tgl. eine halbe Tablette, *Sinemet* 250 mg, 2 × tgl. eine Viertel Tabl.) Höhere Dosen bringen zunächst bessere kinetische Effekte, aber Nebenwirkungen wie Hyperkinesen (Überschußbewegungen), Halluzinationen (Sinnestäuschungen), Angst, Schlafstörungen, On-Off-Phasen (Phasen von Bewegungsblockaden) und Fluktuationen (Leistungsschwankungen), treten auf. Schon in initialen Krankheitsphasen ist die Verwendung von L-Dopa notwendig, aber in niedriger Dosierung.

Allerdings ist ein Zusatz von verschiedenen Adjuvantien vorteilhaft. Solche zusätzlichen Medikamente haben verschiedene Angriffspunkte und bewirken eine zusätzliche Verbesserung der motorischen Handlungen.

Ein weit verbreitetes Medikament ist das *Amantadin* (PK-Merz, Hofcomant, Symmetrel). Es ist empfehlenswert, weil es sehr selten Nebenwirkungen auslöst. WESEMANN hat gezeigt, daß durch Amantadin die neurale Membran (Nervenzelle) aufgelockert wird, wodurch die Neurotransmitter leichter in den synaptischen Spalt wandern.

RIEDERER u. a. erklärten die Wirksamkeit dieser Substanz durch seine antiglutaminerge Eigenschaft und der dadurch verbesserten Dopa Balance.

Als nächstes wirksames Adjuvans möchten wir Dephenil anführen. Es ist ein Stoff, der den Abbau des Dopamins blockiert. Der niedrige Gehalt an Dopamin wird dadurch vermehrt. Dadurch wird die Beweglichkeit verbessert, bei gleichbleibender L-Dopa-Dosis. Durch Langzeitversuche dieser Selegiline Verwendung konnte gezeigt werden, daß die Krankheitsdauer verlängert wird, daß die sog. Fluktuationen – also die Schwankungen im Tagesverlauf reduziert werden. Die Tagesdosis soll 3 Tabl. nicht übersteigen. (Handelsname *Jumex* in Österreich, *Movergan* [BRD], *Eldepril* [Großbritannien], *Selegiline* [USA]).

Derzeit ist bereits ein weiter entwickeltes Lisuridpräparat in Erprobung, das *Transdihydrolisurid (TDHL) = Tergurid*. Dies ist der erste Dopaminpartialagonist mit teilweise stimulierender und teilweise hemmender Eigenschaft auf die dopaminergen Rezeptoren. Tergurid hat gegenüber allen anderen dopaminergen Agonisten deutlich weniger Nebenwirkungen. Es eignet sich besonders bei fortgeschrittenem Parkinsonismus als Zusatzmedikament bei verminderter Dopa- oder Amantadin-Basismedikation.

Eine Tablette enthält 0,25 mg Tergurid. Auch hier sollte mit ½ Tablette begonnen werden, jedoch kann die Dosis rascher als bei den anderen Präparaten erhöht werden. Wir steigern jeden 3. Tag um ½ Tablette auf 3–6 Tabletten täglich.

Die unangenehmen und häufigen psychotischen Erscheinungen, die vielen Parkinson-Patienten nach langer Krankheitsdauer oder im höheren Alter das tägliche Leben erschweren und die Therapiemöglichkeiten einschränken, treten unter einer Terguridmedikation wesentlich seltener auf. Das Präparat ist derzeit schon in Tschechien unter dem Namen Mysalvon erhältlich.

Gelegentlich kommt es vor, daß Patienten beim Zusatz von verschiedenen Adjuvantien keine Besserung vermelden, gegenüber der reinen Dopa-Therapie. Man soll dann einen Ausschaltversuch starten. D.h., man läßt z.B. *Jumex* 4–6 Wochen aus. Wenn der objektive Leistungspegel nicht absinkt, kann man auf dieses Zusatzmedikament zunächst verzichten.

P. RIEDERER hat gezeigt, daß bei Parkinson-Patienten die Aktivität der *Tyrosin Hydroxylase*, das hauptsächlichst aufbauende Enzym des L-Dopa, beträchtlich vermindert ist.

Sauerstoff in der Zelle kann im Alter und bei Morbus Parkinson neurotoxisch wirken (Superoxidbildung). Vitamin E und C schützen möglicherweise degenerierende Zellen (sogenannte Radikalfänger).

Seit 4 Jahren versucht W. BIRKMAYER NADH, ein Co-Enzym der Tyrosin-Hydroxylase, das die Blut-Hirnschranke durchdringt. Die therapeutischen Ergebnisse sind ausgezeichnet, (Birkmayer-Institut, Wien).

17 Fälle zeigten eine 50%ige Verbesserung,
12 Fälle eine 40%ige Verbesserung,
 7 Fälle eine 30%ige Verbesserung und
12 Fälle eine 10%ige Verbesserung.

Diese Prozentzahlen haben sich bei über 4000 Patienten seit 1987 noch wesentlich verbessert (BIRKMAYER).

Schwere Fälle erhalten 25 mg NADH in 100 ml physiol. Kochsalzlösung i. v. Infusionen tgl. Nach 2 Wochen Kontrolle. Nach 40–50%iger Verbesserung Übergang zu 25 mg NADH i. m., 2 bis 3 × wöchentlich.

Nach unseren bisherigen Erfahrungen ist die NADH-Zusatzbehandlung das erfolgreichste Adjuvans. Das Erfreulichste ist die Reduktion der L-Dopa-Dosis auf die Hälfte. NADH kann seit einiger Zeit auch als Kapsel verwendet werden, (eine bis maximal 3 Kapseln wöchentlich, auf nüchternen Magen, 1 Stunde vor dem Frühstück, mit Wasser einzunehmen.)

Leider ist das Medikament derzeit noch nicht im Handel.

Schon 1973 haben wir publiziert, daß Parkinson-Patienten heiße Jahreszeiten besonders schlecht ertragen. Flush Symptome, Schweißausbrüche, Hemdwechsel bis zu 6 × in der Nacht, und zentrale

Fieberattacken treten auf. Nach unseren Untersuchungen basieren diese Symptome auf einer verminderten Aktivität des Serotonins.

Die Therapie der Wahl besteht in einer Verabreichung von L-Tryptophan (drei mal 500 mg tgl.) bei schwerer Hitze oder 2 × 1 Tbl. Hydroxy-Tryptophan tgl.

Diese Medikation muß den ganzen Sommer hindurch durchgeführt werden. Besonders bei heißen Sommerphasen fühlen sich die Patienten mit dieser Medikation sehr wohl.

Ein besonderes Kapitel für den Arzt stellen depressive Phasen dar, die oft schon Jahre vor dem ersten Auftreten der Parkinson-Symptome aufscheinen. Sie unterscheiden sich symptomatisch in keiner Weise von endogenen depressiven Phasen. Gelegentlich treten larvierte Beschwerden wie Schlafstörung, Appetitlosigkeit, Gewichtsverlust, Obstipation, Verlust der Libido, auf.

Suizidversuche kommen sehr selten vor. Der Arzt kann solche depressive Phasen leicht erkennen, wenn der Parkinson-Kranke trotz erträglicher Akinese und mäßigem Tremor besonders depressiv wirkt und depressive Krankheitssymptome vorbringt. Die Therapie ist ganz einfach:

> morgens antriebssteigernde Antidepressiva (z. B. Fluctine 20 mg, und abends Saroten zusätzlich zur Parkinson-Medikation.

Die jüngste Zusatzmedikation der Parkinson-Therapie – nämlich NADH – ist imstande, die therapeutische Stagnation seit Madopar und Sinemet, zu überwinden.

Kurzes Behandlungsschema für Patienten

1. *Grundsatz:* Man soll immer eine optimale und nie eine maximale Dosis verabreichen. D.h., die Dosis der Medikamente darf nicht höher sein, als die vorhandenen Ganglienzellen verwerten können. Die Dosis darf nicht wie eine Peitsche wirken und dadurch auf lange Sicht die dopamin-aufbauenden Nervenzellen mehr schädigen als schonen. Entgleisungen nach oben (Hyperkinesen sollten immer primär durch Dosisreduktion verbessert werden und nicht durch Zusatz einer sedierenden Droge.
2. Als wirksamste Droge haben sich seit 30 Jahren Madopar bzw. Sinemet erwiesen. Beide Präparate enthalten neben dem L-Dopa (Vorstufe des motorischen Überträgerstoffes Dopamin) einen Hemmstoff, der die Decarboxylase (Enzym, das die Stufe vom Dopa zum Neurotransmitter Dopamin aufbaut) hemmt. Dieser Hemmstoff (Benseracid, bzw. Carbidopa) verhindert in der Peripherie des Organismus den Aufbau vom Dopa zum Dopamin. Denn es durchdringt nicht die Blut-Hirnschranke. Durch diese Hemmung in der Peripherie gelangt mehr Dopa zum Aufbau des Dopamins in das Gehirn. Durch die Hemmung der Synthese vom Dopa zum Dopamin entstehen in der Peripherie des Organismus keine Nebenwirkungen.
3. Nach wie vor sind Amantadin-Präparate (P. K. Merz, Hofcomant) in bezug auf das Wirkungs-Nebenwirkungsverhältnis in jedem Stadium der Erkrankung – besonders bei Unverträglichkeit von L-Dopa – zu empfehlen. Lebensrettend wirkt es als Infusion bei akinetischen Krisen.
   Die wissenschaftliche Aufklärung der biochemischen Grundlagen zur Erklärung der günstigen Wirkung, ist erst in letzter Zeit vorangetrieben worden (P. RIEDERER).
4. Neben diesen Standard-Präparaten gibt es noch verschiedene Adjuncts (Zusatzdrogen), die keine direkte Produktionssteigerung sondern eine bessere Verfügbarkeit des Überträgerstoffes bewirken. Parlodel (in Deutschland Pravidel, in

Österreich Umprel) stimuliert die postsynaptischen Rezeptoren. Das sind Aufnahme-Antennen, die das Dopamin aufnehmen und die chemische Energie zum Muskel weiterleiten. Durch die Sensibilisierung dieser Elemente wird der Bewegungseffekt schon durch eine geringe Dopamin-Dosis verbessert.

Bei zu hoher Dosis kann es zu Butdrucksenkungen kommen, was der Patient als Schwindel empfindet. In extremen Fällen kann der Blutdruck so stark absinken, daß es zu einer kurzen Bewußtlosigkeit kommt. Bei Überdosis können auch Muskelkrämpfe und Überschußbewegungen (Hyperkinesen) entstehen. Durch Dosisreduktion kann man diese Nebenwirkungen ausschalten.

Ein neueres, analog wirkendes Präparat ist das Dopergin – gleichfalls ein Stimualtor der postsynaptischen Rezeptoren im Gehirn. Die Nebenwirkungen sind bei diesem Präparat etwas geringer als beim Parlodel; vor allem kann es rascher bis zur wirksamen Dosis gesteigert werden.

5. Besteht in der Nervenzelle ein Überschuß an Dopamin, dann wird er von der Monoaminooxydase-Typ B abgebaut. Ein chemischer Hemmstoff – Deprenil – hemmt die Aktivität der MAO-B. Dadurch kommt es zu einer Anreicherung von Dopamin und Noradrenalin in den Nervenzellen, mit einer entsprechenden Funktionssteigerung.

6. Gegen das äußerst lästige Zittern des Parkinson-Kranken gibt es kein souveränes Mittel. Alle anticholinergischen Medikamente wie Akineton, Sormodren, Tremarit können den Tremor wohl dämpfen, aber als Nebenwirkung kommt es zu einer unangenehmen Mundtrockenheit. Gegen den Speichelfluß allerdings, der beim Parkinson häufig anzutreffen ist, wirken die anticholinergischen Drogen sehr gut. Bei leichten Fällen genügt kurzfristig ein Tranquillizer (Lexotanil, Temesta, Tavor).

Die einzige Methode den Parkinson Tremor völlig auszuschalten, ist eine stereotaktische Operation. Nach unseren Erfahrungen ist jedoch dieser Eingriff in das Gehirn ein Faktor, der den Krankheitsverlauf insgesamt ungünstig beeinflußt.

7. Eine relativ häufige Symptom-Kombination besteht zwischen Parkinson und Depression. Die Neurotransmitter (Dopamin, Glutamat, Noradrenalin, Serotonin) stehen im Hirnstamm des Gesunden in einem dynamischen Gleichgewicht. Im normalen Zustand wird diese Balance durch Feedbackmechanismen aufrecht erhalten. Bei den verschiedenen emotionalen vegetativen Entgleisungen (Lustlosigkeit, Freudlosigkeit, Antriebslosigkeit, Müdigkeit) sind antriebssteigernde Antidepressiva (Tofranil, Anafranil, Fluctine, Floxyfral oder Aurorix) zu empfehlen. Bei Angst und hyperästhetischen Symptomen (Acroparästhesien, Hitzestauungen, Herzklopfen usw.) sind dämpfende Antidepressiva zu verwenden.
8. Besonders bei älteren und langjährig erkrankten Parkinson-Patienten wird eine besondere Vergeßlichkeit und ein generelles Nachlassen der geistigen Leistung beklagt. Es handelt sich um alzheimer-ähnliche Syndrome, bei denen man am Beginn Nootropil (3–6 g jeden Morgen) verabreichen kann. Eine zu hohe Dosis ist nicht empfehlenswert, weil es durch geistige Überaktivität zur Verschlechterung der Motorik kommen kann.

Diese kurze Übersicht sollte eigentlich jedem Parkinson-Kranken vom Arzt mitgeteilt werden, damit er bei auftretenden Problemen sich zunächst selbst orientieren kann.

Ein neuer Fortschritt in der Behandlung der Parkinson-Krankheit wurde durch die Anwendung von NADH gebracht. Siehe Abb. 11. Die unmittelbare Ursache des Domaninmangels im Gehirn ist ein Syntheseblock zwischen der Aminosäure Tyrosin und L-Dopa. Das Enzym, das diese Stufe aktiviert, ist die Tyrosin-Hydroxylase, deren Aktivität beim Parkinson-Kranken um 80% vermindert ist. Wenn die Synthese vom Tyrosin zum L-Dopa blockiert ist, dann entsteht letztendlich kein Dopamin. Durch dieses erniedrigte Niveau dieses Neurotransmitters kommt es zum Auftreten der Parkinson-Symptome. Da die Tyrosin Hydroxylase die Blut-Hirnschranke nicht überwindet, ist eine Substitution dieses Enzyms klinisch wirkungslos. Eine Vorstufe dieses Enzyms (Tetra-Hydro-Biopterin) passiert gleichfalls die Blut-Hirnschranke

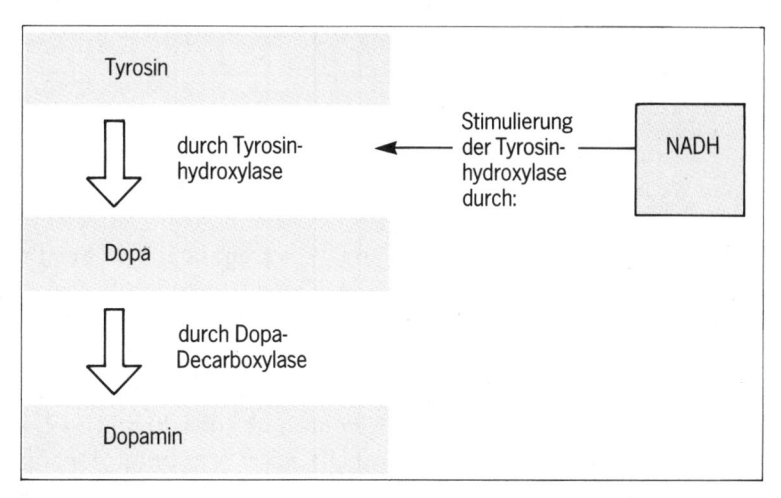

```
┌─────────────────────────────────────────────────────────┐
│  Tyrosin                                                │
│                                                         │
│         ⇓  durch Tyrosin-      Stimulierung             │
│            hydroxylase      ◄── der Tyrosin-    ┌─────┐ │
│                                 hydroxylase ────│NADH │ │
│                                 durch:          └─────┘ │
│  Dopa                                                   │
│                                                         │
│         ⇓  durch Dopa-                                  │
│            Decarboxylase                                │
│                                                         │
│  Dopamin                                                │
└─────────────────────────────────────────────────────────┘
```

Abb. 11   Schema der aufbauenden und abbauenden Enzyme der wesentlichen Neurotransmitter

nicht und ist daher therapeutisch wirkungslos. NADPH und NADH als Vorstufen dieses erwähnten Stoffes passieren die Blut-Hirnschranke und sind – wie einer der Autoren (W. BIRKMAYER aus den Erfahrungen an mehr als 2000 Patienten in seinem Birkmayer-Institut weiß, sehr wirksam.

Man kann als allgemeine neurologische Regel anführen: je wirksamer ein Medikament ist, um so rascher und intensiver löst es bei Überdosierungen Nebenwirkungen aus. Diese Regel trifft auch für das NADH zu; es kommt bei zu hoher Dosierung zu Muskelkrämpfen und zu verstärkten, verlängerten Off-Phasen. Leider ist – wie erwähnt – NADH derzeit noch nicht zur allgemeinen Verwendung zugelassen.

Nebenwirkungen der medikamentösen Behandlung

Je wirksamer der Zielerfolg einer Droge ist, mit um so mehr Nebenwirkungen muß gerechnet werden. (Einen Überblick über die Nebenwirkungen gibt Tab. 4 auf S. 77.) Beim gesunden Menschen löst eine Drogenwirkung über Rückkoppelungsregulationen (Feedbackregulationen) eine Neutralisierung aus. Daher treten z.B. bei gesunden Personen nach L-Dopa-Verabreichung weder Überschußbewegungen (Hyperkinesen) noch Psychosen auf. Die mangelhafte bzw. fehlende Fähigkeit, mittels Feedbackmechanismen Nebenwirkungen zu neutralisieren, ist die entscheidende Eigenschaft (das kritische Detail) der Parkinson-Krankheit. Die therapeutische Wirkung der anticholinergischen Drogen (Atropin, Akineton, Artane usw.) ist – wie beschrieben – relativ gering und betrifft vorwiegend das Zittern (Tremor) und den Muskelkrampf (Rigor). Auch durch neuroleptische Drogen (Medikamente gegen Schizophrenie) ausgelöste Parkinson-Symptome werden durch anticholinergische Medikamente zum Verschwinden gebracht. Die Nebenwirkungen dieser Medikamente sind relativ harmlos. Im Vordergrund steht die *Mundtrockenheit* und eine Verstärkung der beim Parkinson-Kranken an sich bestehenden *Obstipation* (Stuhlverstopfung). Störungen der *Harnentleerung* treten selten auf, hauptsächlich nur beim männlichen Patienten mit Prostatavergrößerung. Bei solchen Kranken muß man die Dosis reduzieren oder einen Dauerkatheter anlegen. Da durch anticholinergische Medikamente der Muskel, der die Pupille verengt (Musculus sphincter pupillae), gelähmt wird, kommt es zu *Akkommodationsstörungen*, d.h., der Patient sieht in der Nähe undeutlich und unscharf. Bei Glaukompatienten kann durch die Pupillenerweiterung eine Abflußblockierung des Augenwassers entstehen, wodurch eine *Druckerhöhung im Augeninneren* ausgelöst wird. Bei entsprechender Dosierung treten solche Komplikationen selten auf. Bei höherer Dosierung von anticholinergischen Drogen, besonders in Kombination mit L-Dopa, kommen auch *Verwirrtheitszustände, Angst, Erregung und Halluzinationen* vor. Oft genügt es, das anticholinerge Medikament wegzulassen, um die psychotischen Symptome zum Verschwinden zu bringen.

Nebenwirkungen der medikamentösen Behandlung

Tab. 4 Aufstellung der Medikamente, die für die Behandlung der Nebenwirkungen eingesetzt werden können

Nebenwirkungen	Medikamente
Übelkeit, Brechreiz, Erbrechen	Paspertin Benseracid[1] Carbidopa[2] Motilium
Stuhlverstopfung (Obstipation)	L-Tryptophan[3] pflanzliche Mittel Dulcolax
Mundtrockenheit	Lutschbonbons Kaugummi L-Tryptophan[3]
Harndrang	Tryptizol Saroten
Harnverhaltung	L-Tryptophan[3]
Herzbeschwerden (kardiale Extrasystole)	Visken
niederer Blutdruck beim Stehen (orthostatische Hypotension)	Noveril Effortil comp.
Schwindel: Drehschwindel	Vertirosan Torecan
–: Vasomotorischer Schwindel	DOPS
Überschuß- bzw. Zwangsbewegungen (Hyperkinesen)	Tiapridex = Delpral in Österreich Lexotanil
vorbeugend vor Erregungen (Affektsteigerung)	Trasicor Valium Lexotanil Tavor
Krämpfe (Spasmen)	Valium Lexotanil Temesta Domperidon (Motilium)
Schlafstörungen	L-Tryptophan[3] Saroten Tavor/Temesta Tryptizol Valium

Tab. 4 Aufstellung der Medikamente, die für die Behandlung der Nebenwirkungen eingesetzt werden können

Nebenwirkungen	Medikamente
Schlafstörungen	Lexotanil Noctamid (Mogadon)
Depression	Tryptizol Saroten Limbatril Fluctine Aurorix 100 mg
Dopapsychosen (pharmakotoxische Psychosen)	L-Tryptophan[3] Cisordinol Esucos Leponex[+]

[1] Benseracid (Hoffman-La Roche) – noch nicht im Handel
[2] Carbidopa (Fa. Sharp & Dohme) – noch nicht im Handel
[3] In Österreich L-Tryptophan »Leopold« Tabletten, a 500 mg
[4] Clozapin (Sandoz) Leponex, Achtung auf das Blutbild!

Auch das Amantadin zeigt ähnliche Nebenwirkungen, wie *Mundtrockenheit, Obstipation, Knöchelödeme* und eine blau geäderte Haut *(Livedo reticularis)*. In hohen Dosen kann man Verwirrtheitszustände beobachten, besonders in höherem Alter.

Da die L-Dopa-Medikation im Prinzip ausgezeichnet wirkt, ist es nicht absurd, daß zahlreiche Nebenwirkungen auftreten. Die Nebenwirkungen entstehen – wie erwähnt – durch den Wegfall der Feedbackregulation. Das fortschreitende Zugrundegehen der Nervenzellen der Substantia nigra kann durch L-Dopa nicht verhindert werden. Es kann durch niedrige Dosierung lediglich verlangsamt werden. Im Laufe der Behandlung gehen aber viele Dopaminneurone (dopaminherstellende Nervenzellen) zugrunde. Folgerichtig muß auch das therapeutische L-Dopa-Angebot im Lauf der Jahre verringert werden. An sich ist dieses Phänomen paradox, daß man bei Verschlechterung der Krankheit die *Dosis reduzieren* und nicht erhöhen muß. Eine Erhöhung der L-Dopa-

Dosis führt nur am Beginn der Krankheit zu einer Symptomverbesserung, in fortgeschrittenen Krankheitsstadien treten dadurch nur Nebenwirkungen auf. Das ist darauf zurückzuführen, daß das in zu hoher Dosis zugeführte L-Dopa die anderen biogenen Überträgerstoffe, wie Serotonin und Noradrenalin, aus deren Lagerstätten verdrängt. Ebenso wie ein Mangel an Dopamin das Gleichgewicht zwischen Acetylcholin und Dopamin zugunsten des ersteren verschiebt mit dem Resultat der Bewegungsverlangsamung (Akinese), bewirkt ein durch die L-Dopa-Zufuhr entstandenes Übergewicht des Dopamins eine Überschußbewegung (Hyperkinese). Das Gehirn des Parkinson-Kranken ist durch den Strukturdefekt in der Substantia nigra nicht in der Lage, Mangel bzw. Überschuß chemischer Überträgerstoffe durch Rückkoppelungsregulationen zu neutralisieren. Diese Wettbewerbsphänomene zwischen den einzelnen biochemischen Transmittersubstanzen (Dopamin, Noradrenalin, Serotonin, Glutamin u. a.) bestehen aber nicht nur im Gehirn, sondern Verdrängungs- und Freisetzungs-(Release-)vorgänge existieren auch in der Peripherie des Organismus. Man kann daher periphere und zentrale, im Gehirn entstehende Nebenwirkungen unterscheiden.

In der Behandlungszeit mit reinem L-Dopa war bei der oralen Verabreichung eine der häufigsten Nebenwirkungen die *Übelkeit*, der *Brechreiz* und das *Erbrechen*. Man hat angenommen, daß dieses Erbrechen durch eine Erregung des Brechzentrums im verlängerten Mark des Hirnstammes entsteht. Uns scheint ein peripherer Mechanismus im Magen wahrscheinlicher. L-Dopa verdrängt im Magen Serotonin aus den Nervenzellen. Serotonin stimuliert das parasympathische Nervensystem. Diese Überstimulierung des Nervus vagus löst den Brechreiz bzw. das Erbrechen aus. Ein Vorteil der Kombinationspräparate Madopar und Sinemet liegt darin, daß die peripheren Nebenwirkungen wegfallen. Wie angeführt, gelangt bei der Madopar- oder Sinemetmedikation die 6–10fache L-Dopa-Menge ins Gehirn und somit auch in das Brechzentrum. Das Erbrechen müßte daher nach Madopar und Sinemet häufiger und intensiver auftreten, was jedoch praktisch nicht der Fall ist. Trotzdem gibt es gewisse Parkinson-Kranke, die nicht nur auf reines L-Dopa, sondern auch auf Madopar und Sinemet erbrechen. Bei diesen Patienten muß man versuchen, zusätzlich einen peripheren Decarboxylasehemmstoff, wie Benseracid oder Carbidopa, zu verabreichen. Diese beiden Drogen sind leider noch nicht im Handel. Derzeit bewährt sich, nach unserer Erfahrung, Paspertin, ein den Nervus vagus lähmendes Medikament, gleichzeitig mit L-Dopa zu verabreichen. Die am Beginn der Dopabehandlung auftretenden Nebenwirkungen, wie das Erbrechen, treten nach einigen Wochen meist zurück.

Eine Verstärkung der an sich bestehenden *Stuhlverstopfung (Obstipation)* durch L-Dopa tritt leider auch bei der Madopar- und Sinemettherapie auf. Bei leichten Fällen geben wir L-Tryptophan (3mal 250 mg täglich). Aus dieser Vorstufe baut die Nervenzelle Serotonin auf, das der physiologische Überträgerstoff der Peristaltik ist.

Eine systematische Registrierung der Nebenwirkungen der Dopatherapie über 15 Jahre an 1414 Parkinson-Kranken zeigte, daß nur bei 2,5% der Patienten Nebenwirkungen im Magen-Darm-Trakt auftreten.

Nebenwirkungen im Harntrakt bestehen in einer *Harnverhaltung* oder in einer Pollakisurie. Solche Patienten verspüren z. B. in einer Nacht 20mal einen *Harndrang* und haben das Bedürfnis zu urinieren. Die Ehefrauen helfen dem Patienten aus dem Bett, bringen ihn mühsam auf das Klosett, dort kann der Patient entweder gar nichts oder nur ein paar Tropfen entleeren. Kaum liegt er wieder, wiederholt sich dieser Vorgang. Hier hilft ein trizyklisches Antidepressivum, wie Tofranil (25 mg), Tryptizol oder Saroten (25 mg). Eine Harnverhaltung im Rahmen einer Dopatherapie kann man fast regelmäßig durch eine abendliche Gabe von 500 mg L-Tryptophan beseitigen. Parkinson-Kranke sind häufig der Meinung, daß diese Störung mit ihrer Parkinson-Krankheit nichts zu tun hat und suchen einen Urologen auf. Da Parkinson-Kranke Operationen wegen der Narkose und wegen des Operationsstresses an sich sehr schlecht vertragen, muß der Neurologe die *Operationsindikation sorgfältig abschätzen*. Wir schärfen daher unseren Parkinson-Kranken ein, uns vor jeder von anderer Seite vorgeschlagenen Operation zu benachrichtigen. Wenn sich eine Operation nicht umgehen läßt, sollte sie womöglich in Lokal- oder in Lumbalanästhesie durchgeführt werden. Einige Tage vor und nach der Operation sind Hofcomant- oder PK-Merz-Infusionen zu verabreichen. Dopa-Präparate müssen 24–48 Stunden vor bestimmten Narkosearten abgesetzt werden.

Herzbeschwerden treten in unserem erfaßten Kollektiv bei 5% mit Dopa behandelten Patienten auf. Im wesentlichen liegen eine beschleunigte Herztätigkeit und Rhythmusstörungen vor. Diese Herzkomplikationen sind durch eine Zusatzbehandlung von sogenannten Betarezeptorenblockern (Trasicor, 3mal 20 mg bzw. Visken à 5 mg, 3 Tabletten täglich) relativ gut zu beherrschen. Es muß aber hervorgehoben werden, daß Patienten mit beträchtlichem Herzschaden nur mit Vorsicht einer Dopatherapie zu unterziehen sind. Kranke nach einem frischen Myokardinfarkt scheiden zunächst überhaupt aus.

Eine weitere Nebenwirkung der L-Dopatherapie ist die sogenannte orthostatische Hypotension, der *niedere Blutdruck im Stehen*. Der mit Dopa behandelte Parkinson-Kranke hat im Liegen einen normalen Blutdruck, im Stehen jedoch sinkt der systolische Blutdruck ab, was mit einer Blutleere im Gehirn einhergeht, die ihrerseits zu Schwindel, Schwarzwerden vor den Augen und zur Bewußtlosigkeit führen kann. Da ein Zusatz eines peripheren Decarboxylasehemmers (Benseracid oder Carbidopa) diese Nebenwirkung nicht bessert oder beseitigt, kann man diese orthostatische Hypotension als zentrale Nebenwirkung ansehen. Peripher blutdrucksteigernde Medikamente (Effortil, Gutron) bringen keine überzeugenden Erfolge. Besser sind antriebssteigernde Antidepressiva oder mit Hydergin kombinierte blutdrucksteigernde Präparate (z. B. Effortil comp.). Das im Therapieabschnitt besonders hervorgehobene Deprenil hat keinen Einfluß auf den niederen Blutdruck im Stehen. Es steigert somit in keiner Weise die Noradrenalinwirkung im Gehirn.

Beim sogenannten *vaskulären Schwindel* klagen die Patienten über Benommenheit, haben keinen klaren Kopf, bemerken Schwarzwerden vor den Augen und haben ferner das Gefühl, das Bewußtsein zu verlieren. Objektiv sieht man Schwierigkeiten bei der Aufrechterhaltung des Gleichgewichtes. Solche Schwindelzustände entstehen durch eine Blutleere im Gehirn. Für Parkinson-Kranke ist dies von großer Bedeutung, weil ein Sturz sehr häufig mit Knochenbrüchen einhergeht und die langen Ruhezeiten zu einer eingeschränkten Bewegungsfähigkeit führen. Diese verschlechterte Beweglichkeit läßt sich auch nach Abheilung der verletzungsbedingten Schäden nie mehr auf das Niveau der alten Leistungsfähigkeit anheben. Bei leichten Schwindelgefühlen raten wir den Patienten immer, mit einem oder zwei Stöcken zu gehen, da ein Vierfüßergang mehr Sicherheit gewährt.

Der *Drehschwindel* ist eine andere Schwindelform. Der Patient liegt im Bett und will sich umdrehen. Plötzlich dreht sich das ganze Zimmer. Dreht er sich wieder zurück in die alte Lage, verschwindet der Schwindel. Dieser Drehschwindel kommt durch eine Erregung der Nervenzellen des Gleichgewichtsnervs im Hirnstamm zustande. Sie kommt nicht nur beim Parkinson-Kranken vor, sondern auch bei Patienten, die eine Degeneration oder eine Versteifung der Halswirbelsäule aufweisen. Bei Kopfdrehungen wird die in der Halswirbelsäule zum Gehirn ziehende Arterie irritiert bzw. gedrosselt. Dadurch kommt es zu einer Blutleere in den Nervenzellen des Gleichgewichtsnervs in der Hirnbasis mit dem Resultat eines Drehschwindelanfalls. Beim Parkinson-Patienten besteht sehr häufig ein einseitiger Rigor der Nackenmuskulatur. Diese einseitige Muskelspannung führt gleichfalls zu einer Drosselung der Hirndurchblutung und im speziellen Fall zu einem Drehschwindelanfall. Zur Behandlung bewähren sich das übliche Vertirosan bzw. Torecan.

Nebenwirkungen, die die Bewegungsvorgänge (Motorik) betreffen, gehören nicht nur zu den häufigsten Komplikationen, sondern sie sind auch am schwersten zu neutralisieren, wenn man nicht auf Amantadinpräparate übergeht. In unserer Zusammenstellung über 1414 Patienten treten *Hyperkinesen (Überschußbewegungen)* bei 18,5% und *Muskelkrämpfe* bei 7% auf. Normalerweise besteht im Striatum (Abb. 3, s. S. 12) eine Balance zwischen den Überträgerstoffen Acetylcholin und Dopamin. Bei der Parkinson-Krankheit besteht ein Defizit an Dopamin. Die Folge ist eine Überaktivität des Acetylcholins mit dem klinischen Symptom Bewegungsverlangsamung (Akinese). Führt man nun L-Dopa zu, so kann man im Idealfall das Gleichgewicht zwischen diesen beiden Überträgerstoffen wiederherstellen, und die Kranken können sich normal bewegen. Ist jedoch die dargebotene L-Dopa-Dosis zu hoch, dann überwiegt die Dopaminaktivität über die Acetylcholinaktivität. Das Resultat ist dann das Auftreten von Überschußbewegungen. Es sind dies willkürlich nicht zu bremsende *Zwangsbewegungen* wie beim Veitstanz (Choreasyndrom).

Welche Möglichkeiten hat der Arzt, diese Dopaminüberaktivität zu bremsen? In erster Linie durch eine Verminderung der Dopa Dosis.

Man kann die Acetylcholinsynthese stimulieren, z. B. mit einer Droge namens Deanol (3mal täglich 200 mg). Damit erreicht man im Idealfall eine Balance zwischen cholinergischer und dopaminergischer Aktivität und damit ein Verschwinden der Hyperkinesen. Bei sehr vielen Patienten kippt aber das motorische Verhalten des Kranken von der Überschußbewegung (Hyperkinese) in die Bewegungsverlangsamung (Akinese) um. Ein ideales Medikament, das die Überschußbewegungen beseitigt und die normale Beweglichkeit erhält, ist bis jetzt nicht bekannt. Neuroleptische Drogen (Haldol, Cisordinol, Leponex) blockieren die Dopaminrezeptoren und führen auf diesem Wege zu einer Hemmung der Hyperkinese. Natürlich bewirken alle diese neuroleptischen Drogen eine Verstärkung der Parkinson-Symptome. Es ist das gleiche wie mit einer Reduktion der L-Dopa-Dosis. Die Überschußbewegungen verschwinden danach zwar, aber die frühere Bewegungsverlangsamung tritt wieder auf. Die Überschußbewegungen treten meist am Höhepunkt der Dopawirkung auf, also in der Zeit, wo im Gehirn die größte Dopaminaktivität verfügbar ist. Bei zu hoher Dopadosierung entstehen schon vorzeitig Hyperkinesen und seltener ein Zusammenkneifen der Augen (Blepharospasmus). Zwangsbewegungen im Lippen- und Wangenbereich, in der Schultergürtelmuskulatur und in den Extremitäten werden von den Patienten meist toleriert, wenn der kinetische Bewegungsaffekt diese Überschußbewegungen überwiegt. Gelegentlich treten aber krampfartige Verdrehungen des Kopfes und des Rumpfes *(Torsionsdystonie)* auf. Gerade diese letzteren Krampfzustände sind so schmerzhaft, daß sie eine Reduktion der Dopadosierung und gleichzeitig eine Verabreichung von Valium (3mal 5 mg täglich) erforderlich machen.

Solche Hyperkinesen sind die schwerst wiegenden Nebenwirkungen der Dopatherapie. Sie treten häufig auf, sind ungenügend neutralisierbar und sind immer ein Zeichen einer fortgeschrittenen Degeneration der dopaminherstellenden Nervenzellen. Nach neueren Erkenntnissen kann ihre Entwicklung durch eine frühe Kombination von L-Dopa und Dopaminagonist (Dopergin) vermindert werden.

Bei bösartigen Verlaufsformen, aber auch bei jungen Patienten mit langsamem Verlauf, treten die Hyperkinesen früher und intensiver auf. Leider kommt es im Verlauf der Behandlung zu keiner Toleranzsteigerung, d. h., sie treten bei fortlaufender Behandlung nicht zurück, wie etwa das Erbrechen, sondern sie bleiben in gleicher Intensität bestehen. Durch psychische Erregung werden sie beträchtlich verstärkt und beruhigen sich nach Abklingen der erregenden Situation. Betritt der Patient z. B. das Sprechzimmer des Arztes, dann schüttelt es ihn grauenhaft. Sitzt er 5 Minuten, dann beruhigt sich der Bewegungssturm. Gegen diese Affektsteigerungen kann man entweder Betarezeptorenblocker (Trasicor 20 mg) oder einen Tranquilizer (Valium 2 mg, Lexotanil 3 mg, Tavor 1 mg) verabreichen. Natürlich soll man diese Medikamente ca. eine Stunde vor der Situation, die erfahrungsgemäß eine Verstärkung solcher Hyperkinesen auslöst, verabreichen (Behandlungsschema s. auch Tab. 4 auf S. 77). In vielen Fällen bewährt sich die Dopa Reduktion auf 50–70% bei zusätzlicher Gabe von PK-Merz bzw. Hofcomant (ca. 4–5 Tabletten).

Krämpfe, die besonders in der Streckmuskulatur der Beine während der Nacht auftreten, kamen bei 7% unserer Patienten vor. Diese Streckkrämpfe sind so intensiv, daß die Kranken ihre Beine nicht bewegen können. Sie sind schmerzhaft und dauern 30–60 Minuten an. Wie entstehen sie?

Im Rückenmark gibt es einen Funktionskreis, der die Muskelspannung (Muskeltonus) reguliert, die sogenannte Gammaschleife. Sie ist ein Rückkopplungs-(Biofeedback-)mechanismus, der hauptsächlich die Spannung der Muskeln, die gegen die Schwerkraft wirken, reguliert. Beim Parkinson-Kranken ist diese Gammaschleife inaktiv. Das Resultat ist die gebeugte Körperhaltung des Patienten. Durch Dopagaben wird diese verminderte Gammaaktivität normalisiert. Der Patient kann über längere Zeitphasen gerade stehen. In der Nacht, in der die motorische Aktivität des Tages nicht erreicht wird, kommt es zu einem Dopaminüberschuß, der über eine Gammaüberaktivität Streckkrämpfe auslöst.

Bei leichten Fällen kann man die abendliche Dopadosis weglassen. Bei leichteren Krämpfen hilft es den Patienten, wenn sie aufstehen und 5–10 Minuten umhergehen. Diese vermehrte Aktivität senkt den Dopaminspiegel, und die Krämpfe verschwinden. Bei Patienten mit schweren schmerzhaften Krämpfen, die sogar zu einer Überstreckung der Zehen führen, hilft Valium (5 mg) oder Lexotanil (3 mg), desgleichen Temesta (Tavor) (1–2,5 mg).

Wie hervorgehoben, kommen *Depressionsphasen* schon vor dem Auftreten der ersten Parkinson-Symptome vor. Verstimmungszustände, Erschöpfungszustände, ängstliche Grundstimmung, pessimistische Lebensauffassung und eine Reihe von hypochondrischen Klagen werden beobachtet. Entsprechende Stimmungsschwankungen, die gar nicht selten den Grad einer mittelschweren Depression erreichen können, treten auch im Verlauf einer Dopabehandlung auf. Der Parkinson-Krankheit und der Depression liegen im Hirnstammbereich analoge chemische Defekte zugrunde. Der Dopaminmangel ist beim Parkinson-Kranken viel stärker ausgeprägt als bei depressiven Kranken. Der wesentliche Unterschied liegt jedoch darin, daß der biochemische Defekt beim depressiven Kranken rückbildungsfähig (reversibel), beim Parkinson-Kranken jedoch bleibend (persistent) ist. Das gleiche gilt für den Serotonin- und den Noradrenalingehalt. Es ist vorstellbar, daß durch eine dauerhafte Dopamedikation die Relation zwischen den einzelnen Transmittern verschoben wird, was zum Auftreten einer Depression führt. Ob solche depressiven Phasen spontan oder durch Dopamedikation ausgelöst werden, ist unwichtig. Die Behandlung besteht in der Verabreichung von zusätzlichen antidepressiven Medikamenten:

> morgens Fluctine 20 mg
> abends Saroten 10–25 mg
> Aurorix, 100 mg, diese Dosen können über lange Zeit gegeben werden.

Durch mehrjährige Dopabehandlung treten Dopapsychosen auf, wie Schlaflosigkeit, lebhafte Träume, Alpdruck, Erregungszustände, Angst. Diese Beschwerden bezeichnen wir als Prodrom (Vorstufen). Nicht selten schließen sich *Verwirrtheit, Halluzinationen* (Sinnestäuschungen) und Wahnideen an. Es entsteht eine echte – durch Dopa ausgelöste – Psychose. Diese Psychosen können auch nach Behandlung mit Anticholinergika oder Amantadinpräparaten auftreten. Nach Absetzen der Medikamente verschwinden diese Symptome nach wenigen Tagen. Die phantastischen Sinnestäuschungen treten meist nachts auf. Unheimliche Gestalten sind im Zimmer und bedrohen den Kranken. Der Kranke versucht sie mit einem Besenstil unter dem Bett hervorzutreiben. Auch *Wahnideen* treten auf. Der Patient bildet sich ein, daß fremde Menschen ihn verfolgen. Ältere Patienten, die sich in einem Krankenhaus befinden, sind meist auch zeitlich und örtlich desorientiert. Sie sind überzeugt, in ihrer alten Wohnung oder in Aufenthaltsräumen früherer Zeiten, keineswegs jedoch im Spital zu sein. Da diese Phasen anfänglich morgens zurücktreten, weisen die Patienten die Vorwürfe ihrer Angehörigen oder Pflegepersonen zurück. Tagsüber sind sie meist bei klarem Bewußtsein und nehmen die nächtlichen psychotischen Phasen nicht ernst. Abends überkommt sie jedoch die gleiche Erregung, Angst und Verwirrtheit. Daß diese Psychosen eine echte Nebenwirkung der Dopabehandlung sind, wird dadurch ersichtlich, daß nach Entzug der Dopabehandlung die Psychosen verschwinden. Nur tritt dann selbstverständlich die Bewegungsverlangsamung (Akinese) verstärkt in Erscheinung. Nach unseren Untersuchungen kommt es nach Dopaverabreichung zur Entleerung von Serotonin und Noradrenalin aus den Nervenzellen. Da bei fortgeschrittener Krankheitsdauer nicht mehr genügend Nervenzellen vorhanden sind, die das Dopamin aus L-Dopa aufbauen und lagern, verdrängt das Dopa Serotonin und Noradrenalin aus deren Zellen. Es wird quasi in fremden Zellen Dopamin aufgebaut und gelagert. Diese falsche Lagerung führt zur Verdrängung von Serotonin und Noradrenalin, und es entstehen die Symptome der Schlaflosigkeit, der Angst und der Halluzinationen. Durch die Verabreichung von L-Tryptophan kann das Dopa aus den falschen Nervenzellen wieder verdrängt werden und Serotonin ortsgerecht eingelagert werden. Dadurch verschwinden die psychotischen Zeichen der Angst, Schlaflosigkeit usw. Man kann mit dieser Kombination (Dopa- plus Tryptophanmedikation) die Behandlung fortsetzen. Bei fortgeschrittenen Krankheitsstadien und bei fortgeschrittenem Alter, wenn die Verwirrtheit und die Wahnideen den ganzen Tag anhalten, führt die Tryptophanbehandlung nicht mehr zur Wiederherstellung. Hier helfen dann neuroleptische Drogen wie z.B. Cisordinol in einer durchschnittlichen Dosierung von 3mal 2 bis 2mal 10 mg tgl. oder Esucos 3mal 10 mg (Tab. 4, S. 77). Auch Leponex kann in niedriger Dosierung – unter ständiger Blutbild-Kontrolle gegeben werden. Diese neuroleptischen Medikamente, die an sich bei der Behandlung der Schizophrenie Verwendung finden, verschlechtern jedoch die Parkinson-Symptome. Eine niedrige Dopamedikation ist daher zur Aufrechterhaltung einer mäßigen motorischen Aktivität angebracht. Je fortgeschrittener die Parkinson-Krankheit, je fortgeschrittener die Hirnatrophie, um so schwerer sind diese Nebenwirkungen zu beherrschen. Umprel (Pravidel) kann auch ohne Dopa zu solchen Psychosen führen. Es muß dann sofort abgesetzt werden. Gerade diese Dopapsychosen regen dazu an, *von Beginn an mit niedrigen Dopadosen zu behandeln.* Hohe Dosen führen früher zu fortschreitender Zelldegeneration und damit vorzeitig zu psychotischen Nebenwirkungen. 19% unserer erfaßten Gruppe (1414 Parkinson-Kranke) zeigten diese psychotischen Nebenwirkungen. 16% konnten mit Tryptophan neutralisiert werden. Bei 3% war der Bestand an dopaminhaltigen Nervenzellen so reduziert, daß nur eine Reduktion der Dopadosis eine Besserung brachte.

Bewegungstherapie

Es ist verständlich, daß der Kranke und dessen Angehörige, weil sie immer von Rehabilitationsmaßnahmen gelesen haben, sich nach einer intensiven Bewegungstherapie erkundigen bzw. eine solche fordern. Nicht zuletzt schuld daran sind verschiedene ärztliche Ratgeber, in denen umfangreiche gymnastische Übungen bildlich und schriftlich präsentiert werden, die zeigen, was mit Parkinson-Kranken alles unternommen wird, um sie wieder bewegungsfähig zu machen. In diesem letzten Satz liegt eben der Unsinn. Es gibt für uns kaum einen schockierenderen Streß, als wenn ein Patient, der zur Kontrolle kommt, auf unsere Bemerkung: »Jetzt gehen Sie aber bedeutend besser!« sagt: »Ja, Herr Doktor, das kommt daher, weil ich jetzt jeden Tag Morgengymnastik betreibe.« Dem Patienten wie dessen Angehörigen klarzumachen, daß erst die Dopabehandlung ermöglicht hat, daß er überhaupt turnen kann, ist eine harte Arbeit.

Nun grundsätzlich zur Rehabilitation: Im letzten Krieg konnte einer der beiden Autoren (BIRKMAYER) im Wiener Hirnverletztenlazarett durch eine optimale Rehabilitation Schäden, die durch Hirnverletzungen entstanden waren, in einem sehr hohen Prozentsatz bessern, ja sogar heilen. Die Voraussetzung hierfür war, daß es sich

1. um junge Menschen handelte und
2. die Reservefunktionen aus einem gesunden Gehirn mobilisiert werden konnten.

In unserer Zeit gilt das gleiche für verletzungsbedingte (traumatische) Hirnschäden nach Verkehrs- oder Arbeitsunfällen. Die jugendliche Plastizität des Gehirns ist neben dem Therapieeinsatz die wichtigste Voraussetzung für den Erfolg. Schon bei den Schlaganfällen haben wir in mehr als 20jähriger gemeinsamer Tätigkeit an der Neurologischen Abteilung des Pflegeheimes Lainz die Erfahrung gemacht, daß auch der größte Einsatz an Massage, Unterwasserbehandlung und Heilgymnastik nichts bringt, wenn die Rehabilitationskapazität unzureichend ist, d.h., eine Rehabilitation kann nur durch die Mobilisierung vorhandener Energien erfolgreich sein.

Beim Parkinson-Kranken besteht – wie ausführlich angeführt – ein mehr oder minder fortschreitender Mangel an Überträgerstoffen. Durch eine intensive Bewegungstherapie wird dieses Defizit nicht ausgeglichen, sondern sogar vergrößert und auf lange Sicht der Krankheitsverlauf sicher ungünstig beeinflußt. Außerdem soll den Patienten durch viele Bewegungsanforderungen nicht suggeriert werden, daß dies eine Heilbehandlung ist. Es gibt auch kein spezielles Bad, das einen heilungsähnlichen Effekt herbeiführen könnte. Es gehört somit zu den Pflichten jedes Arztes, dem Kranken und dessen Angehörigen eindringlich klarzumachen, daß die *Rehabilitationsenergie* des Parkinson-Kranken durch den chemischen Defekt so *reduziert* ist, daß jede systematische Überforderung für den Patienten schädlich ist. Sehr häufig klagt die begleitende Gattin bei der Sprechstunde über die Faulheit ihres Mannes: »Ich muß ihn jeden Tag zum Spaziergang zwingen, schon nach 15 Minuten ist er müde und will sich hinsetzen. Ich muß ihn dauernd auffordern, sich gerade zu halten.« Zur Enttäuschung solcher Angehöriger muß man dann dem Patienten recht geben und empfehlen, daß man sich bei allen Bemühungen an die Fähigkeit und vor allem an das individuelle Bedürfnis des Kranken zu halten hat.

Nach dieser Einschränkung muß darauf hingewiesen werden, daß Parkinson-Kranke passive und aktive Bewegungsübungen im warmen Wasser als wohltuend empfinden. Ihre Steifheit wird in einem Maß gelindert, das über die reine Behandlungszeit hinausreicht. Im warmen Wasser kommt es vor allem zu einem Ausgleich zwischen Beuge- und Streckmuskulatur. Der Parkinson-Kranke ist bei allen Bewegungen, die gegen die Schwerkraft gerichtet sind, wesentlich behindert (z. B. beim Springen). Im warmen Wasser ist die Schwerkraft praktisch aufgehoben, er kann sich endlich ausstrecken, den gekrümmten Rücken gerade strecken und die verkrampften Hände und Füße wieder aktiv bewegen. Dadurch kann er z. B. nach der Warmwasserbehandlung gerade stehen, sich einen Knopf zumachen oder beim Essen sein Fleisch selbst schneiden.

In Krankenhausabteilungen, wo solche Möglichkeiten gegeben sind, soll davon ausgiebigst Gebrauch gemacht werden. Selbstverständlich muß bei alten Patienten der *Kreislauf* beachtet werden. Der Patient hat nichts davon, wenn er sich im warmen Wasser besser bewegen kann, aber dadurch einen Kollaps oder Herzstörungen bekommt.

Es hat allerdings keinen Sinn, einen Kranken durch die schwierigen städtischen Verkehrsverhältnisse ein bis zwei Stunden bis zu einer solchen Behandlungsstation hin und dann wieder zurückzubefördern, weil die Anstrengungen der Beförderung mehr Energie verbrauchen, als durch die Behandlung gewonnen werden kann.

Als zweite Maßnahme ist eine Massage der verkrampften Muskulatur immer von Nutzen. Besonders die versteiften Gelenke in Rumpfnähe (Schulter und Hüfte) wie die gesamte Rückenmuskulatur können durch eine Streichmassage und passive Gelenkübungen sehr günstig beeinflußt werden. Das ist eine Behandlung, die auch zu Hause durchgeführt werden kann. Besonders die Verspannungszustände durch die Versteifung der Rückenmuskulatur lösen sekundär segmentale Nervenschmerzen aus. Diese durch Haltungsschäden der Wirbelsäule mechanisch entstandenen Schmerzzustände sind durch Massage positiv zu beeinflussen.

Ratschläge zur Lebensführung und Pflege

Der Alltag des Parkinson-Kranken

Der Tagesablauf

Das oberste Gebot für die Angehörigen ist es, die Unabhängigkeit und Selbständigkeit des Kranken so lange wie mögich zu erhalten. Er soll so viel wie möglich selbst tun – schon deshalb, weil es sein Selbstwertgefühl erhält wenn er nicht auf Familienangehörige angewiesen ist.

Durch die Verlangsamung seiner Bewegungsfähigkeit und durch das Schwanken seiner Symptome im Verlauf des Tages benötigt der Kranke natürlich mehr Zeit zu jeder seiner Verrichtungen die man ihm lassen muß. Daher ist die *Geduld* eine der größten Tugenden, die das pflegende Familienmitglied aufbringen muß. Man sollte dem Kranken helfen, sich selbst zu helfen.

Bei beginnendem Parkinson muß es das Ziel der Behandlung sein, die *Berufsfähigkeit* möglichst lange zu erhalten. Bei einem freiberuflich Tätigen ist es leichter, weil er selbst die Arbeitszeit dosieren kann.

Ist der Kranke Arbeitnehmer, ist eine vorzeitige *Pensionierung* häufig günstiger. Der Energieverbrauch durch den Streß am Arbeitsplatz, die fixierte Arbeitszeit, die Beschwernisse des Weges zur Arbeit usw. verschlechtern die Symptome der Krankheit. Nach einer erfolgten Pensionierung erlebt der Parkinson-Kranke oft eine beträchtliche Verbesserung seines Gesamtzustandes. So lange keine wesentlichen motorischen Behinderungen bestehen, ist gegen das Lenken eines PKW's nichts einzuwenden (Studie Prof. RITTER, Deutschland).

Sehr dankbar ist der Kranke, wenn der Tag in einem *gewohnten Rhythmus* abläuft. Er soll seine Tätigkeiten in Ruhe, ohne Leistungsdruck, ohne Hektik durchführen können, er sollte sein Essen regelmäßig immer zur gleichen Zeit erhalten bzw. es sich selbst ohne Hast zubereiten können; die Phasen seiner Tätigkeit und seiner Erholung sollten nach einem gewissen Plan ablaufen.

Um dem Kranken das Anziehen und Ausziehen zu erleichtern, sollte die *Kleidung* seinem Handicap, mit seinen Fingern nicht sehr geschickt umgehen zu können, im weitesten Ausmaß entgegenkommen. Keine Knöpfe an Hemden, Kleidern, sondern Klettenbvandverschlüsse. Keine Sakkos oder Jacken, sondern Pullover, die man nur über den Kopf ziehen muß. Hosen ohne Gürtel, nur mit einem Gummi sind viel leichter zu handhaben. Schuhe sollten keine Schuhbänder haben, sondern nur zum Hineinschlüpfen sein. Ein langer Schuhlöffel mit einem großen Griff leistet gute Dienste!

Es gibt einen Stiefelknecht mit langem Stock, damit man auch mit gestrecktem Bein die Schuhe ausziehen kann, während man den Griff in der Hand hält und dabei sitzen bleiben kann.

Alle Kleidungsstücke sollten in Reichweite des Bettes ab- bzw. bereitgelegt werden können. Es gibt »Kleider-Ablage-Haken«, »Strumpf-An-und-Auszieher«, usw... Abb. 12–15.

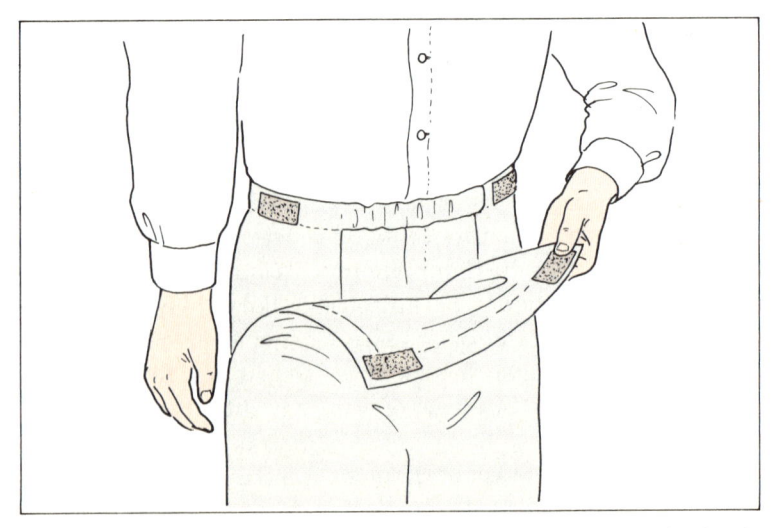

Abb. 12   Hose mit herunterlaßbarer Vorderseite, sowie stufenlosem Verschluß mit Klettband in der Taille

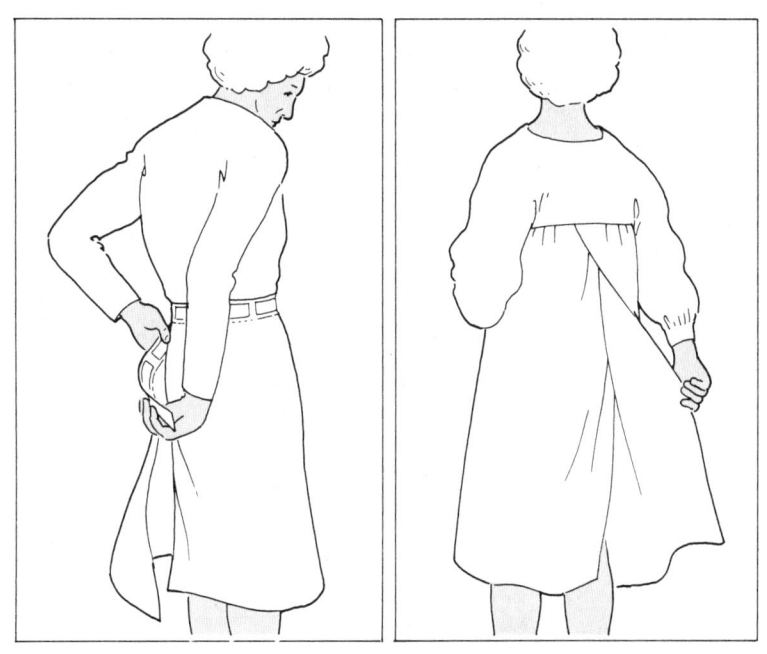

Abb. 13
Wickelrock mit stufenlosem Klettbandverschluß

Abb. 14
Nachtgewand mit hinten überwerfender Falte

Die Ernährung

Zum Glück kann das *Essen* nach den individuellen Wünschen des Parkinson Kranken gestaltet werden. Der Stellenwert des Essens in der Lustskala des Lebens steigt ja bekanntlich progressiv mit unserem Lebensalter.

Die früher angeregte eiweißfreie Diät, die angeblich die Unverträglichkeit des Dopa verhinderte, ist heute überholt. Die Kost soll gemischt sein und den Eßgewohnheiten des Patienten entsprechen. Er soll natürlich nicht zu üppig essen, weil er dann zu viel Körpergewicht herumschleppen muß. Zu den *Trinkgewohnheiten* ist zu sagen: Wenn jemand gewohnt war, zum Essen Wein zu trinken, dann sind ein bis zwei Glas Wein pro Tag weder schädlich noch gefährlich. Sogenannte scharfe

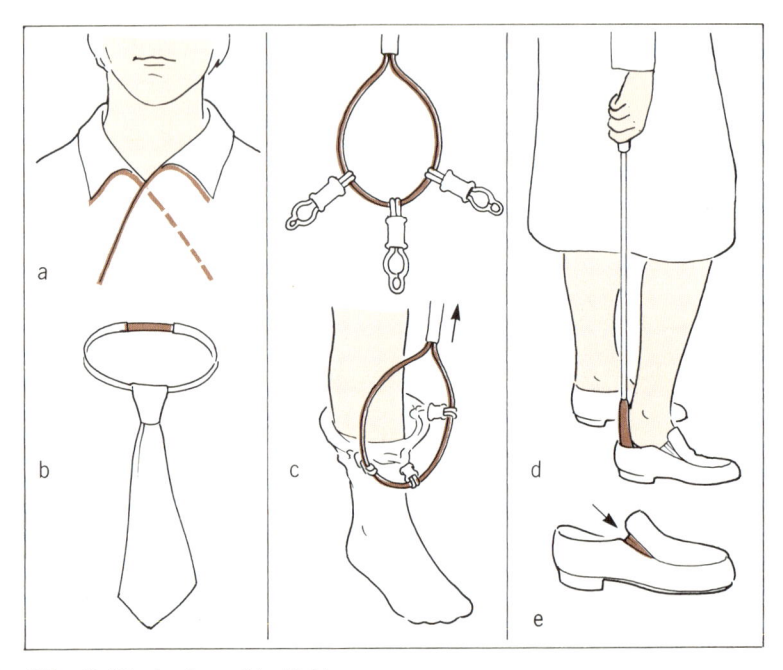

Abb. 15 Hilfsmittel für das An- und Auskleiden:
a Herrenbluse oder -hemd mit dehnbarem Ausschnitt
b Krawatte mit Zickzackgummizwischenstück, das unter dem Kragen liegt,
c Strumpfanzieher für Einhänder, besonders praktisch für Damenstrümpfe
d überlanger Schuhlöffel, oft mit federndem Zwischenstück,
e Schuh mit elastischem Verschluß (»Schlüpfer«)

Getränke (Whisky, Cognac, Wodka...) sollte der Parkinson Kranke vermeiden. Meist trinkt der Kranke solche Getränke auch ohne ärztlichen Hinweis nicht, denn er fühlt sofort, daß seine Beweglichkeit und seine geistige Aktivität beträchtlich reduziert werden. Wir haben bei unseren ca. 3000 Parkinson Kranken keinen Fall eines süchtigen Alkoholikers gefunden.

Verdauungsprobleme spielen beim Parkinson Kranken eine große Rolle. Der Patient glaubt, wenn er nicht jeden Tag Stuhlgang hat, daß er dadurch vergiftet wird. Durch die Bewegungsarmut und durch das Alter an sich tritt eine Stuhlträgheit auf. Die Dopabehandlung verschlechtert weiterhin die Verdauungstätigkeit. Es genügt ohne weiteres, 2 mal wöchentlich den Stuhl abzusetzen. Am günstigsten ist es natürlich, wenn der Parkinson Kranke seine Verdauung mit schlackenreicher Kost in Schwung halten kann. Heute gibt es ja genug Möglichkeiten, von Weizenkleie, Obst, Gemüse, Yoghurt bis zum Vollkornbrot usw. Die Reformgeschäfte überbieten einander ja mit ihren reichen Paletten an Bioprodukten. Sollte das nicht zum gewünschten Erfolg führen, empfehlen wir pflanzliche Abführmittel (z. B. Pursennid) oder schließlich chemische Mittel (Dulcolax...).

Das Schlafen

Schlafen soll der Parkinson Kranke nach Bedarf. Wenn durch die Dopa Behandlung lebhafte Träume, Angst oder Schlaflosigkeit entstanden sind, muß man die abendliche Dosis weglassen, oder Saroten (10–25 mg) geben. Die Dosis ist dann richtig gewählt, wenn der Kranke nach seinen Angaben gut schläft und sich am Morgen wohl fühlt.

Ist er leicht benommen und hat er Gleichgewichtsstörungen, dann war die Dosis zu hoch. Schwere *Schlafmittel* (Barbiturate, z. B. Luminal) sind beim Parkinson Kranken nicht angezeigt. Wenn schon Schlafmittel, dann Mogadon oder Noctamid. Das *Einschlafen* kann durch eine Depression gestört sein, die häufig bei Parkinson Kranken auftritt, aber rückbildungsfähig ist und nach ensprechender Behandlung durch den Arzt nach Tagen oder Wochen verschwindet.

Es kann auch ein brennendes Gefühl in den Füßen, ein Bewegungszwang, eine Art Ameisenlaufen oder Jucken den Patienten am Einschlafen hindern (Das sind meist Symptome einer larvierten Depression).

Über weitere Störungen der Nachtruhe des Patienten werden wir im Kapitel über die Pflege, Seite 108, sprechen.

Die Wetterfühligkeit

Die besondere Wetterempfindlichkeit des Parkinson Kranken führt oft zu Unbehagen und zu Gemütsverstimmung. Er ist lethargisch-apathisch und spricht kein Wort, dann wieder kann er ungeduldig u. aggressiv und von einer hektischen Getriebenheit sein. Manchmal wird er auch von einem plötzlichen Wandertrieb erfaßt, kann sich nur schwer anpassen und ist unverträglich.

Am besten fühlt sich der Parkinson Kranke in einem trockenen *Hochdruckklima* (Tagestemperaturen zwischen 18 und 25 Grad C). Sonne und Hitze werden schlecht vertragen! Ebenso Regen und Nebel. Das Sauerstoffbedürfnis des Patienten ist besonders gesteigert. Die Kranken können oft im Wald unbeschwert gehen, während sie sich in ihrer Stadtwohnung nur schlecht bewegen können. Ein Aufenthalt in einem Gebiet, das über *1200 m hoch liegt*, ist nicht zu empfehlen, da sich der Sauerstoffmangel ungünstig bemerkbar macht.

Bei der Wahl des *Urlaubsortes* sind diese Punkte zu berücksichtigen.

Badekuren bringen keine Verbesserung für den Patienten! Im Gegenteil, sie verschlechtern den Zustand des Kranken. Das gilt vor allem für Schwefelbäder. Auch radonhaltige Badewässer (Badgastein) sind nicht förderlich, weil der Tremor wesentlich zunimmt und Erregungszustände und Schlaflosigkeit auftreten. Warme Meerbäder werden als wohltuend empfunden, weil der Körper schwerelos wird und die Steifheit durch Bewegungen im Meerwasser gelöst wird. Die Wassertemperatur soll jedoch mindestens 28 Grad C betragen, aber nicht wesentlich darüber liegen. Achtung auf den Kreislauf!

Die Wohnung

Schon bei Beginn der Parkinson Krankheit sollte man beginnen, die Wohnung mit ein bißchen Liebe und Einfühlungsvermögen für den Kranken zu adaptieren, weil man ihm dadurch das Leben sehr wesentlich erleichtern kann, und sich selbst viel Ärger erspart.

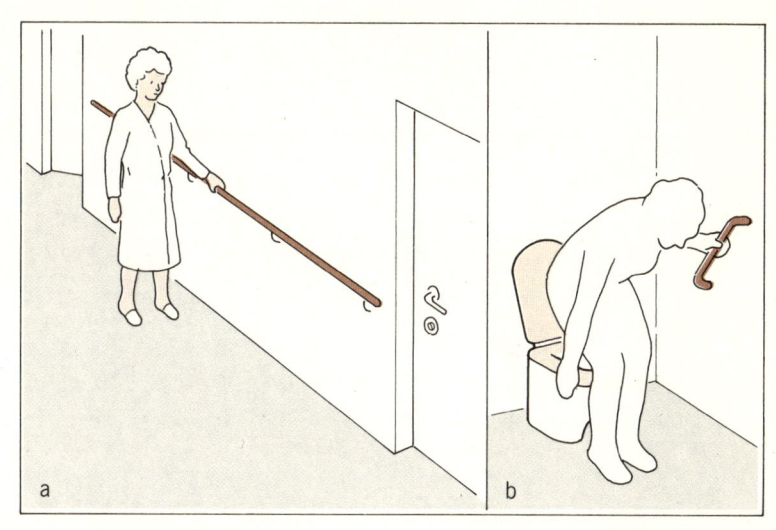

Abb. 16   Sinnvoll angebrachte Haltegriffe

Kleine Teppiche, Vorleger und Läufer sowie Türschwellen sind ein großes Handicap und eine permanente Sturzgefahr für den Kranken, weil er ja die Füße nicht ordentlich vom Boden abhebt und immer wieder *stolpern* kann. Auf seinen täglichen Wegen vom Bett zum Badezimmer, in die Küche, auf die Toilette, zu seinem Arbeitsplatz etc. sollten überall auf Stellagen, kl. Kästen, Truhen etc. freie Plätze (ohne Nippsachen, Vasen und dgl.) sein, wo er sich anhalten und abstützen kann, ohne dabei etwas abzustreifen und auf den Boden zu werfen. Ideal sind kleine oder größere *Griffstangen*, die man ohne weiteres an den Wänden montieren kann. (Abb. 16, 17, S. 98).

Lichtschalter sollten große Flächen haben, die man nur berühren muß, um sie ein- und auszuschalten. Sessel sollten stabil und mit Armlehnen versehen sein, und nicht zu nieder, weil der Krnake sonst nicht allein aufstehen kann. Im Badezimmer sollten überall Griffklammern sein, in der Badewanne außerdem eine Sicherheitsmatte gegen das Ausrutschen. Auch in das WC gehören Haltegriffe.

Die *Küche* sollte speziell ausgestattet sein, um das Kochen und Herrichten des täglichen Essens zu erleichtern. Wir kommen auf diese Behelfe im nächsten Kapitel noch gesondert zurück.

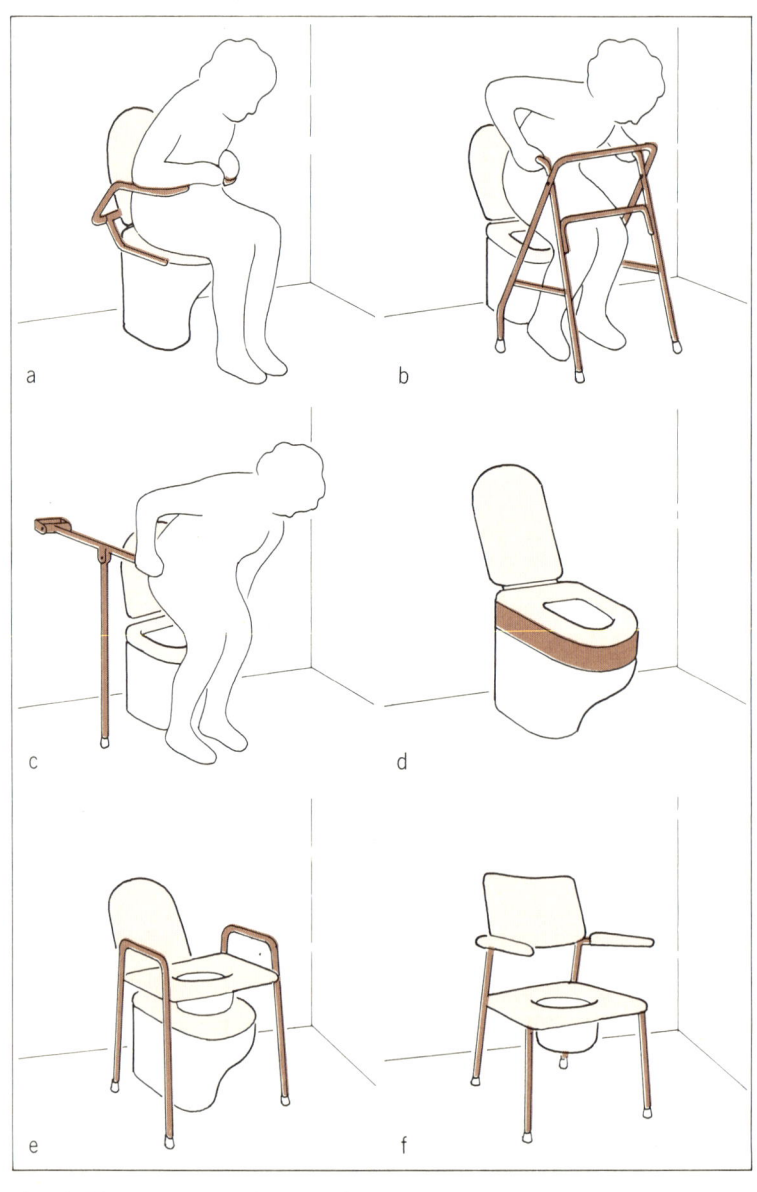

Abb. 17 a) an der Toilette montierte Stütze, b) Gehbock, c) Handgriff an der Wand, d) erhöhte Toilette, e) Toilettenaufsatz mit Stützgriffen, f) Toilettenstuhl

Hilfsmittel

Es gibt sehr viele Behelfe und praktische Geräte, die dem Parkinson Kranken helfen, sein tägliches Pensum an Arbeiten zu verrichten, ob auf beruflichem oder privatem Sektor, für Hobbies u. für die Freizeit.

Lassen Sie sich bitte nicht abweisen, wenn Sie in einschlägigen Geschäften nach Behelfen für Parkinson Kranke fragen und Sie eine negative Auskunft bekommen. Durch eine vielfache Symptomübereinstimmung mit Rheumatikern, Patienten mit verschiedenen Lähmungen, Muskelschwächen der Arme und Hände, oder einarmig Behinderten gibt es eine große Palette an Hilfsmitteln die auch für den Parkinson Kranken wie geschaffen sind (siehe auch Kapitel Pflege, Seite 106).

Es gibt *Geh-Hilfen* der verschiedensten Arten (Gehgestelle mit Rollen, Delta-Gehräder, Gehböcke, Gehräder zum Falten, die platzsparend sind und sogar in einem Auto-Kofferraum Platz haben (Abb. 18).

Wenn der Parkinson Kranke schwer vom *Sessel* aufstehen kann, gibt es »Katapultsitze«, die einfach auf die Sitzfläche eines Sessels gelegt werden. Vorsicht beim Aufstehen, daß der Patient nicht nach vorne fällt. Also den Sessel nicht im freien Raum sondern nur vor einen Tisch stellen. Wenn der Patient nicht mehr alleine gehen kann, empfiehlt sich natürlich die Anschaffung eines *Rollstuhles*, den es in verschiedensten Ausführungen gibt (Die Krankenkassen zahlen mit!). Der Rollstuhl ist eine große Erleichterung – auch für die übrige Familie. Auch hier gibt es faltbare Modelle, die man im Auto mitnehmen kann. Wenn der Kranke Freude am Ausfahren hat, sollte man ihm diesen Wunsch erfüllen, auch wenn es einen gewissen Einsatz der übrigen Familienmitglieder erfordert. Es lohnt sich! (Abb. 19, S. 101)

So lange der Kranke noch selbst aus dem Bett aufstehen kann, ist es günstig, dieses an eine Wand zu stellen, an der man Griffe zum Anhalten befestigen, bzw. an das Kopfende einen sog. »*Galgen*« stellen kann (»Krankenaufhelfer«). Im Badezimmer gibt es einen fahrbaren Duschstuhl oder einen Dusch-Hocker mit rutschfesten Gummikapseln. Bei der *Badewanne* wieder Haltegriffe, Sicherheitsmatten, eine Kopf-

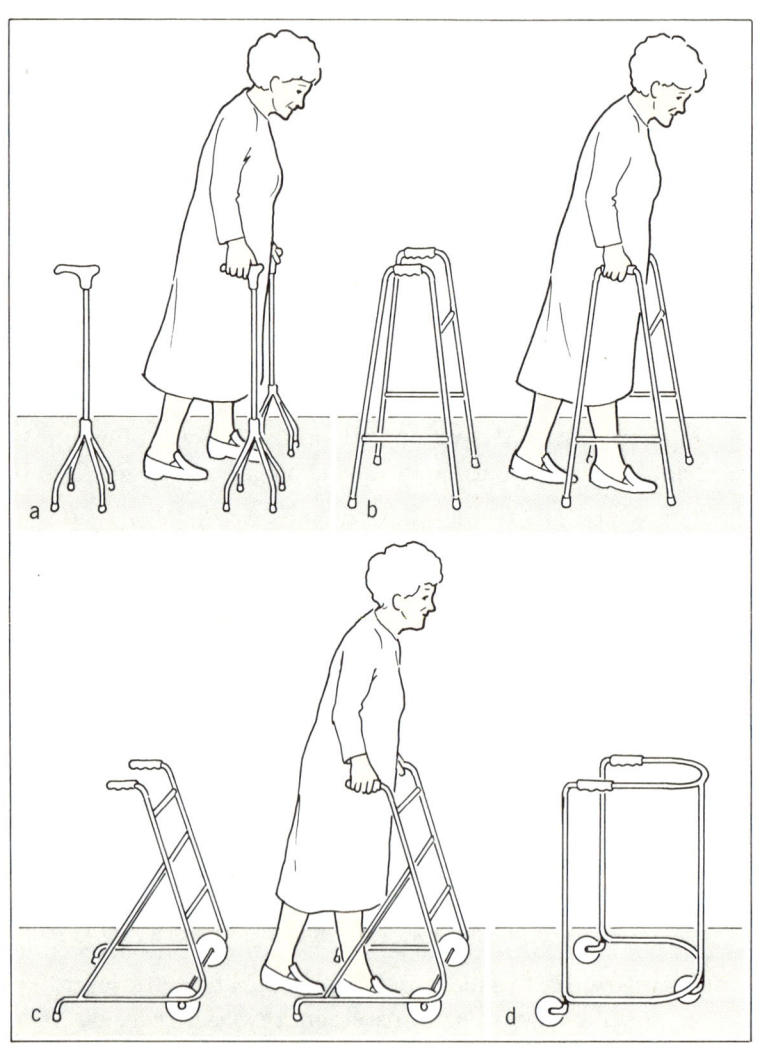

Abb. 18 a »Vierpunkt-Stock« – ein oder zwei Stöcke, die auf vier festen Beinen ruhen und dem Patienten einen besseren Halt und mehr Sicherheit geben
 b »Gehbock« – ein besonders leichtes Gestell aus Leichtmetall, das bei allen gehbehinderten Patienten angezeigt ist
 c »Rollator« – vor allem zur Gangschulung gehbehinderter Patienten geeignet
 d »Gehwagen« – ist umfangreicher als der Rollator, bietet aber mehr Halt und gestattet zügigeres Vorwärtsbewegen

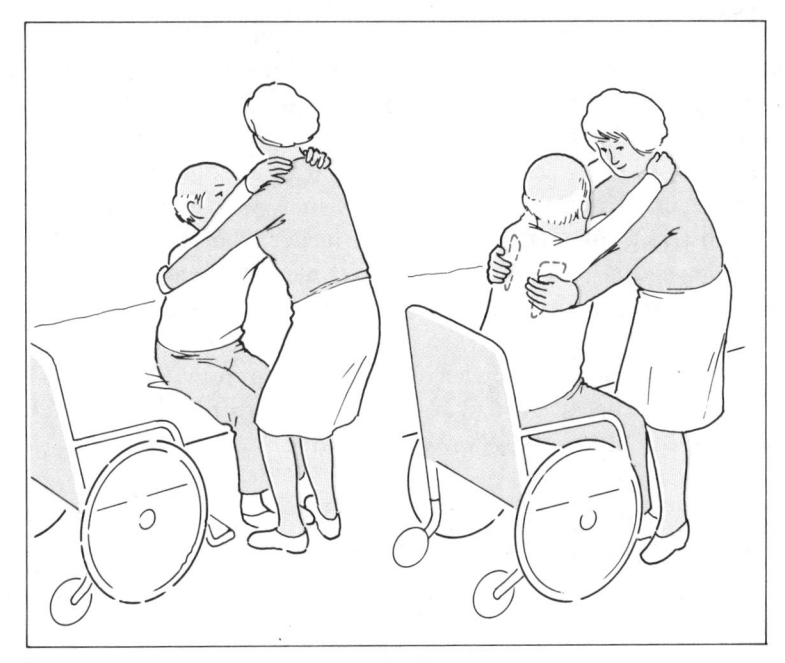

Abb. 19   Überwechseln vom Bett des Patienten in den Stuhl

und Nackenstütze, ev. ein »Bäderbrett mit Badewannensitz«, daß der Patient nicht so tief sitzt und leichter aufstehen kann. Zum Ein- und Aussteigen aus dem Bad gibt es einen »Bad-Helfer«, der über das Bad geschwenkt wird und leicht zu betätigen ist.

Badeschwämme, Bürsten, Waschlappen gibt es an langen Stielen mit dicken Griffen, sogar eine mobile Kopfwaschgarnitur kann man sich ausleihen. Für das *Klosett* gibt es Toilettenstützgestelle, eine Toiletten-Sitz-Erhöhung mit und ohne Armstützen. Die Armstützen sind schwenkbar, zur Erleichterung beim Überwechseln auf einen Rollstuhl. (Abb. 17)

Es ist sehr wichtig, daß gerade die *Küche* besonders gut mit Geräten ausgestattet ist, die das Kochen erleichtern, besonders für die Parkinson kranke Frau – bekanntlich gibt es aber auch unter den Männern viele Hobbyköche, die auch an Parkinson erkranken können und die nicht auf ihr Vergnügen verzichten sollen!

Schneidbretter gibt es in verschiedenen Variationen. Brot kann man mit einem Klemmbügel fixieren, Fleisch wird durch Edelstahlspitzen gehalten, (Wie ein Fakir Brett). Die Bretter selbst sind durch Schraubverschlüsse an der Tischkante zu befestigen; Bürsten, Schälmesser werden an Tischkanten angeschraubt. Zum Aufdrehen von Wasserhähnen, Drehknöpfen aller Art stehen Universalhalter mit einem großen Griff zur Verfügung. Der erforderliche Kraftaufwand für die Drehbewegung und die Schwierigkeit des Greifens und Umschließens mit den Fingern wird dadurch auf ein Minimum reduziert.

Zum Geschirrabwaschen werden Bürsten am Rand des Beckens mit Saugern befestigt, der Wasserstrahl trifft die Bürste und das Geschirr kann mühelos abgewaschen werden.

Kehren und aufwaschen des Bodens kann man sogar vom Rollstuhl aus mit spezieller Schaufel und Besen.

Eßbehelfe:
Für die allgemeine Stimmungslage ist es sehr förderlich, wenn der Akt des Essens und Trinkens nach individuellen Bedürfnissen – selbständig – ohne jede – wenn auch noch so gut gemeinte Intervention von Familienangehörigen – vor sich gehen kann. Außerdem trägt das sehr wesentlich zur Erhaltung seines Selbstwertgefühls bei. Zur Erhaltung dieser Selbständigkeit ist es notwendig, daß der Patient speziell adaptierte Geräte zur Verfügung hat.

Eßbestecke:
Da beim Parkinson Kranken häufig eine Störung der Feinmotorik der Finger vorliegt, kann er das Besteck nicht richtig festhalten (Abb. 20).

Dafür gibt es sehr leichte Bestecke, die einen großen Griff haben. Manche sind sogar mit einer Fingerraste ausgestattet, damit die Hand nicht abrutschen kann (ähnlich wie bei einem Skistock).

Mit Hilfe eines Besteckhalters kann man mit einem Klettenband das Besteck an der Hand fixieren. Für besonders muskelschwache Patienten wurden Geräte entwickelt, die mit dem sog. Bleistiftgriff

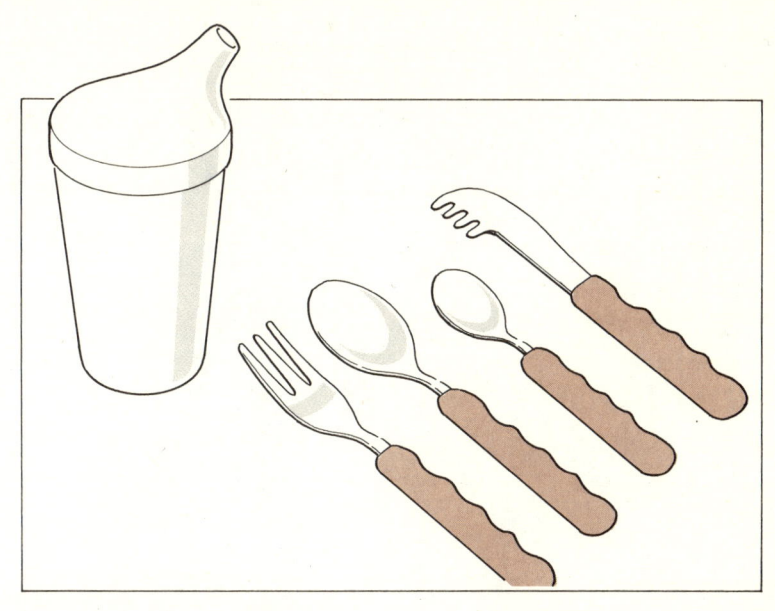

Abb. 20   Bestecke mit verstärkten Griffen

gehalten werden können, wobei der Arm am Tisch aufgestützt werden kann.

Für das Essgeschirr hat man sich Teller mit erhöhtem Rand einfallen lassen, durch die spezielle Formgebung wird verhindert, daß die Speisen über den Rand hinausfallen können. Die stabile Unterseite des Tellers ist mit einem Grummiring versehen, um das Verrutschen zu vermeiden. Trinkbecher aus Kunststoff sind mit einem besonders breiten Fuß versehen, um bei unsicherer Handhabung durch das Zittern, ein Umkippen zu vermeiden. Andere Modelle haben 2 Henkel, und einen Deckel mit einem Mundstück, der das Auslaufen verhindert. Ein besonderer »Becher-Handgriff« kann über fast jedes becherförmige Glas geschoben werden und erleichtert das Trinken sehr wesentlich.

Hilfen für *Beruf und Freizeit:*
Große Griffe bei Kugelschreibern und »Schreibgriffe«, an denen Schreibutensilien befestigt werden können, erlauben es dem Parkinson Kranken sogar aus dem Handgelenk zu schreiben, ohne daß die Finger bewegt werden müssen. Zum Umblättern sind spezielle Blattwender konstruiert worden, zum Telefonieren spezielle Telefonhalter. Lineale

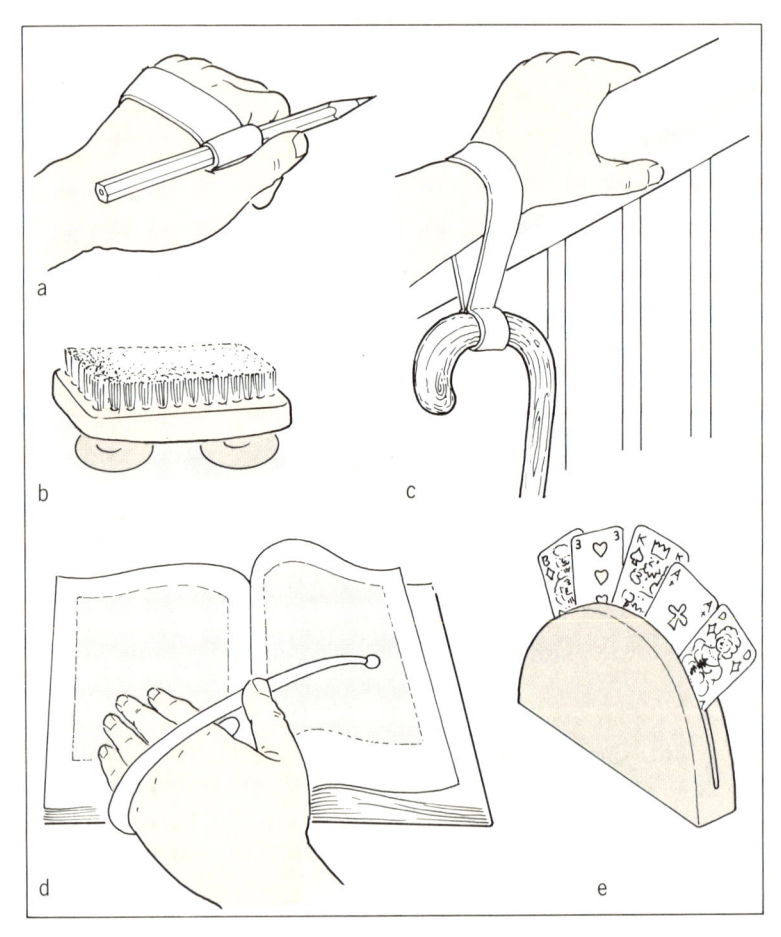

Abb. 21 a) Schreibhilfe bei Lähmungen oder anderen Behinderungen der Hand
b) Reinigungsbürste mit Saugnäpfen
c) Schlaufe, die das Mitführen eines Stockes beim Treppensteigen ermöglicht
d) Hilfe zum Umblättern
e) Spielkartenhalter

mit gummierter Unterschicht brauchen nicht mehr gehalten zu werden und erlauben trotzdem ein sauberes Arbeiten. Zangen und Scheren haben Tischstützen und Federn, die ein müheloses Hantieren ermöglichen. Vor dem Verrutschen bewahren Unterlagen aus weichem Kunststoffmaterial Gegenstände jeglicher Art.

Auch leidenschaftliche Kartenspieler müssen nicht auf ihr Hobby verzichten: Der »Spielkartenhalter« wird vor ihnen auf den Tisch gestellt und der Nachbar kann nicht einmal ins Blatt hineinschauen, weil die Seiten umgebogen werden können.

Einen »Stockhalter« kann man bequem am Tisch befestigen und so seinen Stock oder die Krücke überall hin mitnehmen (Abb. 21).

Die Pflege

Eine Bitte an Ehepartner, Kinder und Enkelkinder eines Parkinson Kranken:

Verzweifeln Sie nicht und schieben Sie nicht gleich einen Kranken, der in die Pflegephase hineingleitet, in ein Heim ab! Der Wechsel von der vertrauten Umgebung in eine fremde ist schon für den gesunden alten Menschen ein seelisches Trauma und ein solcher Energieverlust, der fast nicht zu verkraften ist. Der Parkinson Kranke, bei dem die Krankheit ja durch einen Verlust des Gleichgewichtes der Überträgerstoffe verursacht wird, empfindet den Wechsel noch viel dramatischer, ja tragischer.

Eine Überstellung in ein Pflegeheim sollte erst dann erfolgen, wenn die häuslichen Möglichkeiten keine optimale Pflege mehr gestatten. (Dies ist natürlich dann gegeben, und sogar zu empfehlen, wenn der Kranke ohne Ansprache und ohne jegliche Kommunikation allein zu Hause liegt).

Es gibt heute schon viele öffentliche Hilfestellungen – finanzieller und sozial-pflegerischer Art, die es den Angehörigen erleichtern, einen pflegebedürftigen alten Menschen, die eigentlich selbstverständliche Möglichkeit zu geben, seine letzte schwere Zeit *zu Hause verbringen zu dürfen*.

Da der Parkinson Kranke durch die Degeneration der Überträgerstoffe in den Nervenzellen ein gestörtes Verhältnis, ein Ungleichgewicht hat, ist es kein Wunder, wenn er nicht immer ausgeglichen und gut aufgelegt ist. Dazu kommt die Wirkung der einzelnen Medikamente, die eine gewisse Anlaufzeit haben und nach dem Höhepunkt ihrer Wirkung natürlich auch wieder nachlassen. Das Verhalten des Kranken ist also *Schwankungen* unterworfen, die sich nicht nur körperlich sondern auch *seelisch* auswirken.

Diese Entgleisungen sind es und das krisenhafte Auftreten von Symptomen, die das *Zusammenleben* mit Parkinson Kranken erschweren können, an denen er aber völlig schuldlos ist. Wenn man um diese Schwierigkeiten weiß, wird es jedem Familienangehörigen leichter fallen, einem Parkinson Kranken Verständnis entgegenzubringen.

Auch auf seine kleinen *Pedanterien* sollte man eingehen, die darin bestehen, daß er immer *pünktlich* seine Medikamente und sein Essen haben möchte, oder daß er seine Sitz- oder Liegeposition verändert haben möchte.

Sein Kreis ist ja so eingeschränkt, daß er schon befriedigt ist, wenn alle seine Verrichtungen und wenigen Bedürfnisse in Ordnung ablaufen.

In der weit fortgeschrittenen Krankheitsphase kann es in der Nacht zu *Verwirrtheit* kommen, bedingt durch die chemischen Gleichgewichtsstörungen im Hirnstamm. Sie sind ungefährlich, deuten auf keine Geisteskrankheit hin und am nächsten Tag ist wieder alles vorbei. Die Angehörigen brauchen keine Angst vor den Patienten zu haben.

Unangenehmer sind *Störungen der Harnentleerung*, die natürlich auch in der Nacht auftreten. Zum Glück gibt es heute ausgezeichnete Windeln für Erwachsene, die den Kranken trocken halten. Es ist sowohl für den Patienten, als auch für die ihn betreuende Person wesentlich einfacher und weniger aufreibend, in der Früh die Windel zu wechseln und die Reinigung vorzunehmen, die ja ohnehin notwendig ist, als in der Nacht x-mal – und ohne nennenswerten Erfolg – aufzustehen. Selbstverständlich kann man auch ein Zimmerklosett verwenden, wenn es der Patient wünscht bzw. sein Zustand es gestattet.

Wenn bei Männern eine Vergrößerung der *Prostata* besteht, kann der Harn nicht ganz ausgeschieden werden und es entstehen durch den Rückstau manchmal Harnwegsinfektionen, die mit Antibiotika behandelt werden müssen. (Harnwegsinfektionen können übrigens auch durch einen *Dauerkatheter* hervorgerufen werden).

Jeder Kranke sollte liebevoll – zumindest rücksichtsvoll behandelt werden. Wenn man aber merkt, daß er seine Rolle als Kranker ausnützt und seine Umgebung sekkiert, kann man ihn ruhig ein bischen einbremsen. Je forgeschrittener die Krankheit, umso wichtiger ist die Pflege. Um dem Patienten z.B. *das Essen* zu erleichtern, sollte das Fleisch in kleine Teile zerschnitten werden; der Kranke, der sich nicht mehr selbst anziehen kann, muß gewaschen und bekleidet werden. Sehr wesentlich ist die Mundpflege.

108 Ratschläge zur Lebensführung und Pflege

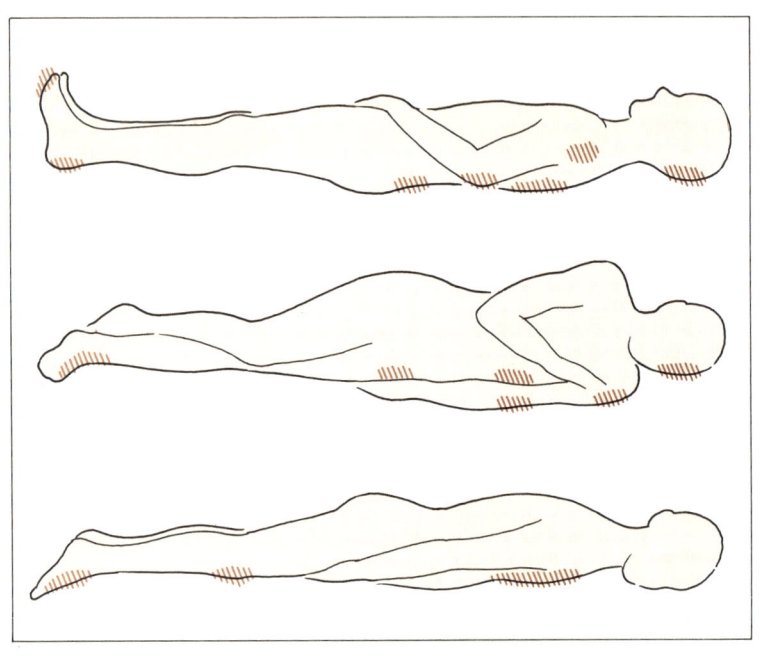

Abb. 22   Problemzonen der Haut

Wichtig ist auch die *Hautpflege*, da durch das Liegen ein Dekubitus auftreten kann (*Wundliegen*). Die Hautstellen, auf denen der Patient liegt, werden mangelhafter durchblutet und dadurch schlecht ernährt, was ein örtliches Absterben bedingt (Nekrosen). Vorbeugend ist ein dauernder *Lagewechsel* notwendig, damit eben keine Druckstellen an der Haut entstehen. Wenn der Patient sich nicht mehr alleine umdrehen kann (mit Hilfe von Trapez, Haltegriffen an der Wand, etc.) ist es bestimmt keine Schikane, wenn er darum bittet, mehrmals umgelagert zu werden. Wenn man nicht mehr imstande ist, dem Patienten diesen Wunsch zu erfüllen, kann man sich einen »Lifter« ausleihen, mit dessen Hilfe diese Arbeit erleichtert wird. Fallweise kann der Arzt die abendliche Dopa Dosis auf Kosten der morgendlichen oder mittäglichen Dosis erhöhen, um die Voraussetzungen zu schaffen, daß sich der Kranke auch in der Nacht alleine umdrehen kann. In diesem Krankheitsstadium ist es am günstigsten, das Bett des Kranken nur mit dem Kopfende an eine Wand zu stellen, damit man von beiden Seiten helfen kann (Abb. 22).

Gegen das Wundliegen an sich gibt es heute auch »Antidekubitus«-Matratzen, die mit einer elektrischen Pumpe betrieben werden. Fersenschoner und Ellbogenschutz gegen Dekubitus lassen sich mit einem Klettenband leicht anlegen.

Prinzipiell sollte das Klima, in dem der Parkinson Kranke lebt, nicht zu aufregend, aber auch nicht zu langweilig sein. Ein Patient, der trotz seiner Krankheit noch den gesellschaftlichen Mittelpunkt spielen will, und zu viel Aktivität entfaltet, sollte gebremst werden, da seine Energie durch seine unzureichende Menge an Überträgerstoffen begrenzt ist. Andererseits soll man ihn auch nicht den ganzen Tag sich selbst überlassen. Auch fortgeschrittene Parkinson Kranke lassen sich gern *unterhalten* und Neuigkeiten erzählen. Sie nehmen gern Informationen auf, auch wenn sie selbst sprachlich nicht mehr darauf reagieren können. Sie sind für *kleine Ausfahrten mit dem Rollstuhl* in die Natur oder ins Konzert oder Theater und kleine Abwechslung ihres Alltags sehr dankbar. Fernsehen und Radio sind eine ausgezeichnete Abwechslung, wenn angsterzeugende Sendungen vermieden werden. Kleine Freuden werden zu großen Erlebnissen.

Die Lebensfreuden des Parkinson Kranken werden bescheidener, aber die Intensität der Gemütserlebnisse umso intensiver. Seine Dankbarkeit ist eine – sicher nicht geringe – Gegengabe für den Einsatz seiner Angehörigen.

Der Tod des Parkinson Kranken ist keineswegs dramatisch. Die meisten Kranken kommen in eine akinetische Krise, werden müder und schlafen schließlich für immer ein.

Fremdwörterverzeichnis

Acetylcholin
Überträgerstoff

Affekt
Gemütsempfindung, etwa Freude oder Angst

Agonist
gezielte Muskelaktivität, s. Antagonist

Akinese
Bewegungsverlangsamung, Kraftlosigkeit

Alphatier
Leithammel, Führer in einer Gruppe

Amin
Überträgerstoff

Aminosäure
Vorstufe der biogenen Amine

analog
entsprechend, gleichartig

Anastomosen
Verbindungen zwischen zwei Blutgefäßen

Antagonist
gegengerichtete Muskelaktivität, s. Agonist

Anticholinergika
Medikamente, die eine Dämpfung des parasympathischen Systems bewirken

Arterie
Blutgefäß, das das Blut vom Herzen zu einem Organ oder Gewebe hinführt

Arteriosklerose des Gehirns
Verkalkung der Gefäßwände des Gehirns

Atrophie
Abbau, Schwund

Basalganglien
Anhäufung von Nervenzellen

Betarezeptorenblocker
Hemmstoff der Noradrenalinrezeptoren (Empfänger)

Biochemie
Chemie im lebenden Organismus

Biofeedback
Selbstregulierung, Selbststeuerung im lebenden Organismus

Bradyphrenie
verlangsamte Denkfähigkeit

Chorea
Veitstanz (Nervenkrankheit)

Decarboxylase
Enzym, das aus L-Dopa Dopamin aufbaut

Dekompensation
Ausgleichsstörung

Dekubitus
durch Aufliegen entstandene Wunde

Depression
gedrückte Stimmung, Gefühlsgleichgültigkeit, Gemütsstarre

Diastole
die nach der Herzkontraktion (Systole) erfolgende Erschlaffung des Herzens

Dopa
Aminosäure, Vorstufe des Dopamins

Dopamin
Überträgerstoff

Emotion
Gemütsbewegung (nicht Empfindung)

endogen
»von innen heraus« entstehend

Enzephalitis
Hirnentzündung

Enzym
Ferment, spezieller Eiweißstoff, der Überträgerstoffe u. a. aufbaut

essentiell
wesentlich

extrapyramidale Motorik
automatische, unwillkürliche Bewegungen

Extrasystole
zusätzlich auftretende Herzkontraktion innerhalb der normalen Schlagfolge

Feedback
Rückmeldung, Steuerung

5-Hydroxytryptophan
Aminosäure, Vorstufe des Überträgerstoffes Serotonin

Freezingeffekt
plötzliche Starthemmung

Frequenz
Häufigkeit

Galaxie
Milchstraßensystem

Gammaaminobuttersäure
Überträgerstoff

Gammaschleife
Regelkreis zur Steuerung der unbewußten Muskelspannung

Ganglien
Gruppe von Nervenzellen

Glaukom
»grüner Star« = Erhöhung des Augeninnendrucks

Globus pallidus
Kerngebiet des extrapyramidalen Systems

Glutamin
Überträgerstoff

Glykogen
Depotform des Blutzuckers

Halluzinationen
Sinnestäuschungen

Hydroxylase
Enzym

Hyperkinesen
Überschußbewegungen

Hypertrophie
Überschußwucherung

Hypophyse
Hirnanhangsdrüse

Hypotonus, Hypotension
niedriger Blutdruck

idiopathisch
ohne bekannte Ursache

intravenös
in die Vene hinein

i. v.
intravenös

kardial
das Herz betreffend

kausal
  ursächlich

Klimax
  Klimakterium = Wechseljahre

Kollaps
  Zusammenbruch

konvertieren
  umwandeln

Kortex
  Hirnrinde

limbisches System
  Hirnregion zwischen Hirnstamm und Hirnrinde, Sitz des Gemütes, der vegetativen Empfindung

MAO
  Monoaminoxydase

MAO-Inhibitoren
  Hemmstoffe der Monoaminoxydase

Melanin
  schwarzes Pigment

Minussymptom
  Symptom, das unter dem normalen Pegelstand liegt, z. B. Bewegungsverlangsamung

Mitochondrien
  Region des Aufbaues der Überträgerstoffe durch Enzyme

Monoaminooxydase
  ein Enzym, das in der Zelle die Überträgerstoffe aufbaut

Motorik
  Gesamtheit der willkürlichen aktiven Muskelbewegungen

MPTP
  Droge, die Parkinson hervorruft

Musculus biceps
  Beugemuskel des Oberarmes

Musculus sphincter pupillae
  Muskel, der die Pupille verengt

Musculus triceps
  Streckmuskel des Oberarmes

Muskeltonus
  Muskelspannung

Myokardinfarkt
  Herzinfarkt

Nanogramm
  1 milliardstel Gramm

Nekrose
  örtlicher Gewebstod

Nervus vagus
  »Der Umherschweifende«, steuert das parasympathische System

neurologische Drogen
  Drogen zur Ruhigstellung von Erregungszuständen

neutralisieren
  ausgleichen, einen Effekt durch einen anderen beheben

Non-Responders
  Patienten, die auf ein Medikament nicht ansprechen

Noradrenalin
  aktivierender Überträgerstoff

Nucleus caudatus
  Kernregion des extrapyramidalen Systems

Nucleus ruber
  roter Kern

Obstipation
  Stuhlverstopfung

Ödem
  Flüssigkeitsansammlung im Gewebe

Off-Effekt
  Bewegungsblockade

O-Methyltransferase
  Enzym, das die Überträgerstoffe abbaut

On-off-Effekt
  plötzliche Bewegungsblockade

oral
  Einnahme durch den Mund

orthostatisch
  aufrechte Körperstellung

Output
  Ausstoß

Palilalie
  zwanghaftes Wiederholen von Silben

Parasympathikus
  Teil des vegetativen Nervensystems, das den Energieaufbau steuert

Parästhesie, thermische
  Mißempfindung der Wärmequalität

Parkinson, James
  englischer Arzt

peripher
  Gegensatz zu zentral

Peristaltik
  Darmbewegung zur Beförderung der Speisen

persistent
  anhaltend, bleibend

Phenylalanin
  Aminosäure, aus der Überträgerstoffe aufgebaut werden

Physiognomie
  Gesichtsausdruck

Physiologie
  Lehre von den normalen Organfunktionen

Pigment
  Farbstoff

Plussymptom
  Symptom, das über dem normalen Pegelstand liegt, z. B. Zittern, Muskelkrämpfe

Pollakisurie
  häufiges Harnlassen

post
  nach (lat.)

Precursor
  Vorstufe eines Überträgerstoffes

Prodrom
  Vorstufe eines klinischen Symptomes

progressiv
  fortschreitend

Prophylaxe
  vorbeugende Behandlung

Propulsion
  Tendenz, nach vorn zu fallen

Prostatadrüse
  Vorsteherdrüse

Psychose
  zentral bedingte Störung der psychischen Funktionen (nach Pschyrembel)

Putamen
  Kerngebiet im extrapyramidalen System

reaktive Depression
  durch äußere Einflüsse hervorgerufene Depression

Release
  Freisetzung

Remission
Rückgang von Krankheitserscheinungen

Reserpin
chemischer Bestandteil der indischen Pflanze Rauwolfia

Retenz
Zurückhalten

Reuptake
Wiederaufnahme

reversibel
rückbildungsfähig

Rezeptor
Reizaufnehmer

Rigor
Muskelsteifheit

Seborrhoe
Schuppenbildung, erhöhte Talgproduktion der Haut

sedierend
beruhigend

Serotonin
Überträgerstoff

Shaking palsy
Schüttellähmung

Substantia nigra
Kerngebiet im Hirnstamm, Vermittler zwischen Motorik und Gemüt

Sympathikus
Teil des vegetativen Nervensystems, das den Energieverbrauch steuert

Synapse
Stelle der Erregungsübertragung

synthetisch
künstlich hergestellt

Systole
das Zusammenziehen des Herzmuskels

Tachykardie
rasche Herztätigkeit

terminal
das Endstadium betreffend

Torsionsdystonie
krampfartige Verdrehungen des Kopfes und des Rumpfes

Tranquilizer
Medikament mit beruhigender Wirkung

Transmitter
Überträgerstoff

Trauma
mechanische oder psychische Schädigung

Tremor
Zittern

Tyrosin
Aminosäure, Vorstufe von Dopa

vaskulär
gefäßbedingt

vegetativ
auf die Erhaltung der reinen Lebensfunktionen gerichtet

Vene
Blutgefäß, in dem das Blut dem Herzen zufließt

Vesikel
Bläschen, Lagerstätten der Überträgerstoffe

Sachverzeichnis

Affekt 26, 29, 84
Akinese s.
 Bewegungsverlangsamung
Akineton 50, 61
Alkohol 94
Alpträume 85
Amantadin 59, 68, 72
Amine 18, 36
Aminosäure 18
Angst 36, 62, 72, 74
Anticholinergika 48 ff, 61
Antidepressiva 62
Apomorphin 42, 49
Atropin 48
Aurorix 74, 85

Badekur 96
Balance der
 Überträgerstoffe 21, 32,
 36, 62, 73, 82
Belladonna 48 f
Benseracid 54
Betreuung 91 ff
Beugehaltung 23, 27
Bewegungsstörungen 27, 60
Bewegungstherapie 88 ff
Bewegungsverlangsamung
 22 f, 27 f, 60, 79, 86
Blutdruck, niedriger 20, 32,
 38, 58, 77, 81
Bradyphenie s.
 Denkfähigkeit,
 verlangsamte
Brechreiz 79
Bromocriptin 49, 58

Carbidopa 54
Cisordinol 86

Deanol 83
Dekubitus s. Wundliegen
Denkfähigkeit,
 verlangsamte 38, 62

Deprenil 49, 57, 64 f, 69, 73
Depression 20, 23, 34, 36, 62,
 71, 74, 78, 85
Dopa s. L-Dopa
Dopamin 14 f, 44 f, 72 f
Dopa-Psychose 78, 86
Dopergin 59, 65, 67, 73
Dulcolax 95

Einschlafschwierigkeiten
 33, 95
Encephabol 63
Enzym 17 ff, 47, 55, 74
Erbrechen 51, 79
Ernährung 93 f
Erregungszustände 76
Essbehelfe 102 f

Feedback 25, 32, 45, 76
Fieber 32, 71
Fluctine 62, 66, 71, 78
Freezing-Effekt 28

Gamma-Aminobuttersäure
 15
Geh-Hilfe 99 f
Gewichtsverlust 23
Glaukompatient 76
Globus pallidus 13
Glutamin 15 f, 74 f
Gymnastik 88 f

Haldol 83
Halluzinationen 37, 58, 76,
 85
Haltegriffe 97
Harndrang 34, 77, 80
Harnverhaltung 34, 77, 80,
 107
Harnwegsinfektion 34, 107
Hautpflege 108 f
Herzbeschwerden 62, 77, 81,
 89

Sachverzeichnis

Hirnstamm 10, 12, 36, 39
Hitzewallungen 33, 61, 74
Hofcomant s. PK-Merz
Hyperkinesen 44f, 58, 72f, 82f
Hypotonie, orthostatische 77, 81

Jucken 33, 95
Jumex s. Deprenil

Kälteempfindungen 33
Katheter 76, 107
Kaugummi 61
Kinesie, paradoxe 26, 31
Kleidung 92f
Klima 96, 109
Knöchelödeme s. Ödeme
Kopfschmerzen 27
Kraftlosigkeit s. Bewegungsverlangsamung
Krankheitsverlauf 41ff

Lagewechsel 67, 108
Lasix 61
L-Dopa 15, 44f, 50f, 53f, 68, 76
Leponex 78, 83, 86f
Lexotanil 62, 73, 77f, 85
Limbatril 78
Lisurid s. Dopergin
L-Tryptophan 61, 66f, 71, 77f, 80, 86

Madopar 53f, 64ff, 68, 72
MAO (Monoaminoxydase) 55, 73
MAO-Inhibitor (MAO-Hemmer) 53, 55, 73
Massage 67, 90
Melanin 14
Memantine (= Akatinol) 63
Minussymptome 37, 45, 48
Moduretic 61
Mogadon 78, 95
Movergan s. Deprenil

Mundtrockenheit 49, 61, 76f
Muskelkrämpfe 75, 82, 84
Muskelsteifheit 22, 26f, 48, 84
Mysalfon 59

Nacom s. Sinemet
NADH 70, 74f
Nebenwirkungen 46, 51, 54, 76ff
Nekrose 108
Nervensystem 9ff, 48
Nootropil 63, 74
Noradrenalin 11, 14f, 18, 74
Normabrain 63
Nucleus caudatus 13
– ruber 13

Obstipation 11, 49, 76, 78
Ödeme 35, 61, 78
On-Off-Effekt 30, 42, 60, 68
Operation 80

Palilalie 29
Paspertin 77, 80
Pergolid 59
Physiognomie 13, 29
Pigmentverlust 11, 21
PK-Merz 59f, 65, 67, 72
PK-Merz-Infusion 59f
Plussymptome 48, 61
Pollakisurie s. Harndrang
Pravidel s. Umprel
Propulsion 28
Putamen 13

Radikalfänger 70
Rehabilitation 88f
Reisen 60
Reserpin 20
Rigor s. Muskelsteifheit

Saroten 66, 80, 95
Schlaf 95
Schlafmittel 95
Schlafstörung 62, 77f, 85, 95

Sachverzeichnis

Schrift 23
Schweißausbrüche 33, 48, 61
Schwindel 73, 77, 81 f
Seborrhoe 61
Seitwärtsneigung 27
Selegiline s. Deprenil
Serotonin 14 f, 18 ff, 34 f, 74
Sinemet 54, 64 f, 72
Sormodren 61, 73
Speichelfluß 33, 61, 73
Sprache 29
Streß 25, 31, 43, 60
Substantia nigra 13 f
Suizid 71
Symmetrel 58, 68
System, extrapyramidales 12
– limbisches 9 f, 36

Tavor 62, 73, 85
Temesta 62, 73, 85
Tergurid 59
Tofranil 74, 80
Torecan 77, 82
Torsionsdystonie 83
Transmitter 18 f, 21
Trasicor 81, 84
Tremor s. Zittern
Tryptophan s. L-Tryptophan
Tryptizol 62, 80
Tyrosinhydroxylase 15, 21, 46, 70, 74 f

Übelkeit 79
Überträger s. Transmitter
Umlagern 67, 108
Umprel 58, 67, 72 f
Ungeschicklichkeit 23
Unterwassermassage 88 f

Valium 62, 83 f
Verdauungsprobleme 95
Vererbung 17, 47
Verstimmungszustände 23, 36
Vertirosan 82
Verträglichkeit der Medikamente 45
Verwirrtheit 37, 76, 85, 107
Visken 81

Wahnideen 86
Wärmeregulierung 32 f, 39, 61
Wetterempfindlichkeit 31, 39, 96
Wohnungsadaptation 96 ff
Wundliegen 108 f

Zittern 22, 25, 48, 73
Zwangsbewegungen 25, 83, 95